NEAL D. BARNARD

Come sano, come vegano

La guía imprescindible para iniciarse en el veganismo

Traducción de
Teresa Jarrín

Grijalbo

Papel certificado por el Forest Stewardship Council®

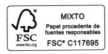

Título original: *The Vegan Starter Kit*
Primera edición: enero de 2020

© 2018, Neal D. Barnard, MD, FACC / Publicado por acuerdo con Defiore y Company Literary
Management, Inc. por medio de Andrew Nurnberg Associates, Londres
© 2020, Penguin Random House Grupo Editorial, S. A. U.
Travessera de Gràcia, 47-49. 08021 Barcelona
© 2020, Teresa Jarrín Rodríguez, por la traducción

Printed in Spain – Impreso en España

ISBN: 978-84-253-5815-9
Depósito legal: B-22.387-2019

Compuesto en Pleca Digital, S. L. U.

Impreso en Huertas, S. A.
Fuenlabrada (Madrid)

GR 5 8 1 5 9

Penguin
Random House
Grupo Editorial

Índice

Nota para el lector

Este libro te servirá de introducción a las inmensas posibilidades de la alimentación vegana. Como verás enseguida, es muy fácil sacarle partido y sus beneficios son enormes. Sin embargo, me gustaría destacar dos cosas importantes:

- **Si sufres alguna dolencia o tomas medicamentos, consulta con el médico.** Cuando se mejora la alimentación, suele disminuir la necesidad de tomar medicamentos. Esto es común, por ejemplo, en el caso de la diabetes o la hipertensión, y, en ocasiones, se puede abandonar por completo el tratamiento farmacológico. Sin embargo, no hagas ninguna modificación sin consultarlo antes con un profesional de la salud. Reduce o elimina el uso de medicamentos solo si el médico lo considera apropiado y en el momento en que te lo indique.

- **Necesitas un aporte completo de nutrientes.** Aunque la alimentación a base de vegetales es la más nutritiva que existe, debes asegurarte de que no te falta ningún nutriente. Para ello, la dieta debe incluir hortalizas, legumbres, fruta, cereales integrales variados y, en especial, hortalizas de hoja verde o verduras. Además, nunca te debe faltar una fuente fiable y diaria de vitamina B_{12}, para lo que bastará un sencillo suplemento vitamínico. La vitamina B_{12} es esencial para la salud del sistema nervioso y el sanguíneo. Encontrarás más información al respecto en el capítulo 5.

Introducción

En la actualidad hay millones de personas planteándose opciones de alimentación veganas. Hay quienes aspiran a perder peso o a mejorar su salud o su capacidad atlética. A otras personas les motiva la compasión por los animales o la preocupación por el medioambiente. A muchos les intrigan los nuevos y flamantes productos veganos que aparecen en supermercados, tiendas de comida sana, restaurantes o establecimientos de comida rápida.

Tanto si quieres probar la comida vegana durante un par de semanas como si planeas adoptar esta dieta de manera definitiva, seguramente tengas dudas: ¿cómo planifico las comidas?, ¿estoy tomando todos los nutrientes que necesito?, ¿cómo cocino cuando tengo poco tiempo (sin gastarme una fortuna en la tienda de comida sana)?, ¿cómo puedo comer bien cuando viajo?, ¿necesito suplementos?

Este libro da respuesta a estas preguntas y a muchas más y te indica cómo empezar. Está inspirado en una guía similar a una revista titulada *Vegetarian Starter Kit* (Guía de iniciación en el vegetarianismo), que publicó la Comisión de Facultativos para la Práctica Responsable de la Medicina (CFPRM) en los años noventa en Estados Unidos y que acabó siendo extraordinariamente popular. Las guías se agotaron rápidamente en las salas de espera de las consultas y los expositores de congresos y ferias médicas, a manos de gente que se sentía atraída por la alimentación a base de vegetales y que descubría encantada un manual fiable que le permitía iniciarse. Muchas otras organizaciones copiaron rápidamente el formato. Este libro conserva la sencillez de aquella guía, pero incorpora mucha información práctica para que hacerse vegano resulte fácil y divertido. Contiene todo lo necesario para iniciarse, incluidas respuestas rigurosas a preguntas habituales; información para garantizar una nutrición completa durante la gestación, la infancia y otras etapas vitales; gráficos de referencia rápida, y una colección muy completa de recetas de iniciación deliciosas y sencillas, así como consejos para modificar recetas propias, entre otras muchas cosas.

Quizá estés pensando: «¿Y voy a tener que aprender a cocinar?». La respuesta es no. Una dieta vegana mejorará tu salud, pero no te cambiará la personalidad. Si ahora mismo no tienes paciencia para ponerte a cocinar, no es probable que vayas a cambiar de la noche a la mañana, por lo que hemos incluido muchos consejos para simplificar las cosas. De todas formas, el hecho de poder decidir los ingredientes de la comida que consumes tiene muchas ventajas, así que no dejes de echarles un vistazo a las recetas.

Vamos a despejar posibles dudas terminológicas. Por «alimentación vegana» se entiende la que excluye los productos de origen animal, es decir, la carne, los lácteos y los huevos. La «alimentación vegetariana» excluye únicamente la carne, por lo que una comida vegetariana puede ser vegana o no en función de si contiene queso u otros productos lácteos, o huevo. Algunas personas utilizan la expresión «alimentación a base de vegetales», que hoy en día es sinónimo de «vegano». También se habla de «dieta integral a base de vegetales», es decir, que no solo se descartan los productos de origen animal, sino que además se prefieren, por lo general, los cereales integrales y otros alimentos enteros, es decir, sin procesar, de manera que se excluyen productos como el azúcar o la harina y similares.

En esta guía vas a encontrar todo lo necesario para embarcarte en una dieta vegana saludable (usaremos la expresión «a base de vegetales» como sinónimo de «vegano»). Vas a aprender a sacar el máximo partido de sus beneficios en caso de dolencias específicas y también a hacerla posible en el trabajo y cuando viajes. Vamos a abordar, además, algunas trabas típicas y mitos comunes.

Como verás, una dieta vegana es la forma más fácil y sana de adelgazar y mantener tu peso ideal. También es un modo muy eficaz de revertir situaciones de colesterol alto, hipertensión o diabetes. Además, puede ayudarte a paliar dolencias cardíacas y reducir el riesgo de padecer cáncer o Alzheimer.

Enseguida verás que hacerse vegano es fácil y muy beneficioso para la salud. También es una aventura: en lugar de constituir el punto final de una exploración dietética, hacerte vegano será como un comienzo nuevo y saludable. Una vez que elimines los productos de origen animal del plato, querrás explorar muchas más cosas. Existen gastronomías fabulosas por todo el mundo, incontables alimentos que probar, sitios web innovadores, y una gran cantidad de libros, documentales y recetas que compartir, y todo redundará cada vez en más beneficios para tu salud.

No dejes de compartir la información que contiene este libro con todas las personas que conozcas. Te va a encantar, ¡y a ellos también!

1

La mejor decisión de mi vida

Los beneficios para la salud de hacerse vegano son inmensos. En primer lugar, es más fácil perder peso sin tener que reducir las calorías o pasar hambre. Tanto si quieres adelgazar nueve kilos como noventa, este es el modo más fácil de bajar de peso y no volver a engordar. Pero, además, ¡la alimentación a base de vegetales también conlleva otros cambios beneficiosos!

Recuperación de afecciones cardíacas. En 1990, el doctor en Medicina Dean Ornish, del Instituto de Investigación de Medicina Preventiva de la Universidad de California, San Francisco, realizó un estudio en el que un 82 por ciento de los sujetos que siguieron durante un año una dieta vegetariana acompañada de otros cambios en su estilo de vida se recuperaron de afecciones cardíacas sin necesidad de cirugía ni medicamentos.

Mejora de los niveles de colesterol. Una dieta vegana es el mejor régimen alimenticio para reducir el colesterol. A diferencia de la dieta mediterránea, de la dieta baja en carbohidratos o de cualquier otro régimen, la dieta vegana elimina todo el colesterol y la grasa animal de las comidas y aporta nutrientes específicos que reducen el colesterol. Encontrarás más información al respecto en el capítulo 4.

Mejora de la hipertensión. La Asociación Médica Estadounidense ha publicado un análisis detallado en el que concluye que la alimentación a base de vegetales reduce de manera efectiva la presión sanguínea no solo porque evita la subida de tensión arterial que producen los alimentos de origen animal, sino también porque se aprovechan los nutrientes que contienen las plantas y reduce dicha tensión.

La diabetes mejora y en ocasiones desaparece por completo. En 2003, los Institutos Nacionales de Salud financiaron a nuestro equipo de investigación de la CFPRM a fin de que llevara a cabo una comparativa entre una dieta vegana baja en grasas y una «dieta convencional para diabéticos», basada en reducir las calorías y limitar los carbohidratos, en personas con diabetes de tipo 2. Todas las semanas, los participantes venían a nuestras oficinas para aprender sobre alimentos saludables, asistir a demostraciones de cocina y hablar sobre sus éxitos y los retos que afrontaban. A medida que pasaban las semanas, empezaron a suceder cosas extraordinarias. La pérdida de peso comenzó de manera fácil e inmediata. Los participantes adelgazaban sin necesidad de contar las calorías ni limitar las raciones. El azúcar en la sangre, que se había estancado en niveles peligrosos, comenzó a bajar, lo mismo que los niveles de colesterol y la tensión arterial. Y muchos participantes pudieron reducir la medicación o prescindir de ella por completo. En comparación con la «dieta convencional para diabéticos», la vegana resultó ser tres veces más eficaz en el control del azúcar en sangre e incluso mejoró afecciones de larga duración como los dolorosos síntomas nerviosos de origen diabético.

Disminución o desaparición total de dolencias como la artritis, las migrañas o los dolores menstruales en muchos casos. Los productos de origen animal pueden inflamar las articulaciones o desencadenar migrañas. Su eliminación de la dieta, además, redunda en un equilibrio más saludable del sistema hormonal.

Reducción del riesgo de padecer cáncer. Además, las personas que ya han contraído esta enfermedad pueden controlarla mejor, sobre todo en el caso de los cánceres digestivos, como el colorrectal, o los de origen hormonal, como los de mama o próstata. En general, en las personas que siguen una alimentación a base de vegetales se reduce en un 40 por ciento el riesgo de padecer cáncer.

Menor riesgo de contraer Alzheimer, conforme a las pruebas con las que contamos. La enfermedad es mucho más común entre las personas que ingieren más grasas saturadas, es decir, la grasa «mala» que contienen los productos lácteos y la carne, mientras que la gente que sigue dietas a base de vegetales parece ser más capaz de conservar la memoria y las aptitudes cognitivas con el paso de los años.

A medida que tu salud mejore, quizá te encuentres con que necesitas menos medicación o con que te es posible prescindir totalmente de ella. Tomar menos medicamentos reduce sus efectos secundarios y supone un ahorro económico. Además, significa que estarás abordando la causa de estos problemas, no solo paliando sus síntomas con productos farmacéuticos.

Las personas que estén intentando bajar de peso o aquellas que, tras peregrinar por varis consultas médicas, estén tomando una lista aparentemente inacabable de medicamentos, o quienes deseen simplemente mejorar su estilo de vida, experimentarán un alivio al cambiar su alimentación y empezarán a sentir una fuerza que no sabían que tenían.

Todo el mundo está hablando de ello

Cuando Bill Clinton, Ellen DeGeneres y toda una serie de famosos comenzaron a hacerse veganos o cuasiveganos, quedó patente que la alimentación a base de vegetales se había convertido en tendencia. El Gobierno estadounidense reconoció oficialmente los beneficios para la salud de la alimentación vegana en sus *Pautas dietéticas para los estadounidenses* de 2015, y lo mismo han hecho la Asociación Médica Estadounidense, la Academia de Nutrición y Dietética e incontables expertos en salud. La ONU terció en el asunto poniendo de manifiesto la influencia positiva de la alimentación vegana en el medioambiente. Por supuesto, muchas personas amantes de los animales llevan años pasándose al veganismo.

La última oleada ha surgido en el mundo del deporte. Corredores de élite como Carl Lewis, Scott Jurek, Brendan Brazier, Rich Roll o Fiona Oakes iniciaron la tendencia del veganismo como medio para estimular el flujo sanguíneo y la oxigenación de los músculos a fin de mejorar la resistencia, así como para acelerar la recuperación tras el esfuerzo aprovechando el efecto antiinflamatorio de la alimentación a base de vegetales. Cuando a la estrella del tenis Venus Williams se le diagnosticó el síndrome de Sjögren, una enfermedad autoinmune, el cambio a la dieta vegana la ayudó a superar la dolencia y volver a las pistas. Su hermana Serena se apuntó también al veganismo. Los jugadores de baloncesto y de fútbol están usando el poder de las plantas para reemplazar la grasa corporal por músculo, mejorar su rendimiento y ampliar la duración de su carrera. En 2017, el campeón de automovilismo Lewis Hamilton se hizo vegano antes de ganar su cuarto Campeonato del Mundo de Fórmula 1 y declaró: «Nunca me había sentido tan bien en mis treinta dos años de vida». La medallista olímpica de *snowboard* Hannah Teter ha declarado que la alimentación a base de vegetales llevó su rendimiento «a un nivel totalmente nuevo». Tia Blanco ganó dos años seguidos el Campeonato del Mundo Abierto Femenino de Surf tras dejar de consumir carne y lácteos.

Y ADEMÁS...

La alimentación vegana es excelente no solo para nuestra salud, sino también para los animales. En Estados Unidos se consume hoy en día alrededor de un millón de animales a la hora y sus condiciones de vida previas al matadero son realmente estremecedoras. Seguir una alimentación vegana es sinónimo de compasión.

También favorece el medioambiente. Existen hoy casi cien millones de cabezas de ganado vacuno solo en Estados Unidos. Sus flatulencias contienen metano, un potente gas con efecto invernadero que estos animales de gran tamaño (piénsese en un sofá) liberan de manera continua en la atmósfera. Alimentar este ganado, junto con el porcino y el aviar, requiere una cantidad ingente de pienso, lo que significa una cantidad enorme de agua, fertilizantes y pesticidas que contaminan los ríos y demás cursos de agua. El impacto en el medioambiente de una alimentación a base de vegetales es mucho menor.

Este tipo de alimentación es también bueno para tus seres queridos. Una de las mejores cosas que puedes hacer por ellos es ayudarlos a mejorar sus hábitos alimenticios; puede que hasta les salves la vida. Si tienes hijos, una dieta vegana protegerá su salud, les enseñará valores importantes y contribuirá a la preservación del planeta que un día heredarán. Y si tú también sigues una alimentación sana, tendrás más posibilidades de estar ahí cuando te necesiten.

Bueno, ¿y qué pasa con el sabor? Pronto descubrirás que tu nueva selección de comida sana resultará ser la mejor que hayas tenido nunca. Cuando era pequeño y vivía en Fargo, en Dakota del Norte, nuestros hábitos alimenticios no eran precisamente para echar cohetes. Comíamos a diario ternera asada, patatas y una hortaliza obligatoria. A veces aparecía en el plato un muslo de pollo o, muy de vez en cuando, alguna tímida ensalada. Lo cierto es que nunca oí a nadie cantar las alabanzas de la cocina de Fargo y exclamar: «Oye, vamos a abrir un restaurante con comida típica de Fargo». Era comida, y punto.

Además del sabor, he descubierto otra ventaja de la alimentación a base de vegetales: la limpieza después de cocinar es increíblemente rápida. Se acabó el frotar la sartén o el horno para deshacerte de esa película de color pardo o vértelas con el fregadero atascado por la grasa. Todo esto puede sonar trivial, pero, si cuesta trabajo limpiar una sartén, imagínate lo que le estará haciendo esa comida a tu cuerpo. Seguir una dieta vegana mitiga la necesidad de limpiar las arterias o el tracto intestinal.

Al irme a vivir a Washington D. C., tuve la oportunidad de descubrir los tesoros culinarios de otras tierras, muchos de los cuales hacían uso de ingredientes vegetales básicos y saludables. En los restaurantes italianos ofrecían primeros platos calentitos de menestra o lentejas y, de segundo, espaguetis finos *all'arrabbiata* con guarnición de espárragos asados al ajo o espinacas salteadas. En los mexicanos servían burritos de alubias picantes, fajitas vegetales y guacamole fresco. En los japoneses, sopa de miso, ensaladas exóticas o sushi vegano con pepino y aguacate. En los restaurantes de comida china de Sichuan o de Hunan preparaban todo tipo de platos a base de hortalizas, tofu y arroz, aderezados delicadamente con especias. Otros restaurantes se inspiraban en las cocinas francesa, española, india, griega, cubana, libanesa, vietnamita, tailandesa, etío-

pe y de muchos otros países; todos ellos convierten sencillas verduras, hortalizas, frutas, legumbres y cereales en
exquisiteces. En comparación con estas delicias, mi ternera con patatas de Dakota del Norte parecía un poco
pedestre.

Hacerse vegano es, sin duda, la mejor decisión que podrías tomar: para el corazón, la línea, la salud integral, los
animales, la Tierra y los seres queridos. Los médicos lo
aconsejan. Así que da el salto y comprueba el poder de
la comida sana y lo que puede hacer por ti.

2

¡Es realmente fácil!

Hacerse vegano es más fácil que reducir el consumo de carbohidratos o eliminar los alimentos con gluten. Y mucho más que dejar de fumar o abandonar otros hábitos. La razón es que puedes comer todo lo que quieras. Nunca estarás contando calorías ni gramos de carbohidrato. Sí, una dieta vegana implica no comer productos de origen animal —carne, lácteos y huevos—, pero hay un montón de alimentos fantásticos que ocuparán su lugar.

En realidad, existen solo dos «reglas»:

1. Preparar la comida con alimentos vegetales: verduras, frutas, cereales integrales y legumbres (alubias, guisantes, lentejas, etc.).
2. Garantizar una nutrición completa con un suplemento de vitamina B_{12}.

Ya está. Estas son las «reglas». Ahora vamos a examinarlas un poco más a fondo.

La primera regla implica reemplazar los productos animales por cuatro grupos de alimentos sanos y llenos de nu-

trientes: hortalizas, frutas, cereales integrales y legumbres.
Esta es la paleta que vas a utilizar. Igual que un pintor exper-
to combina colores primarios para crear una obra maestra,
nuestros cuatro grupos de alimentos primarios se pueden
combinar para crear comidas deliciosas y de lo más saludables. Vamos a echar un vistazo a cada grupo de alimentos.

Verduras. Todo el mundo sabe que las verduras están
llenas de vitaminas y minerales, pero eso es solo una parte.
Puede que te sorprenda, pero también tienen un alto componente proteico. Por ejemplo, un tercio de las calorías del
brécol se corresponden con proteínas. En el caso de las
espinacas, el porcentaje es de alrededor del 50 por ciento.
La cantidad varía de una verdura a otra, pero estos ejem-
plos sirven para darte una idea. Piensa que los bisontes, los
caballos, los elefantes, las jirafas y muchos otros animales
forman su enorme musculatura únicamente a partir de las
plantas.

El plato ideal

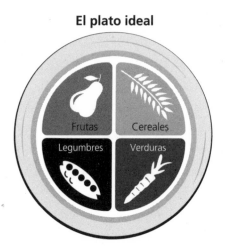

En lugar de que las verduras sean un mero acompañamiento, dales protagonismo. ¿Y por qué no usar dos distintas en una comida, por ejemplo, una de color verde y otra de color naranja, como brécol y batata o espinacas y zanahorias?

Frutas. La fruta está llena de vitaminas, por supuesto, pero también es rica en fibra, que sacia el apetito, y sus azúcares naturales no afectan negativamente al azúcar en sangre.

Cereales integrales. El arroz, la avena, el trigo, el maíz, la quinua y el resto de los cereales te aportan energía gracias a sus carbohidratos complejos y saludables, y una cantidad significativa de proteína. Además, cuentan con una capa externa natural de fibra. Aunque la industria alimentaria suele eliminarla para convertir el arroz o el pan integral en arroz o pan blanco, es mejor no prescindir de ella. Los cereales no solo son más sabrosos con su fibra natural, sino que además esta protege del cáncer y ayuda a hacer la digestión correctamente.

Legumbres. Las alubias, los guisantes y las lentejas te aportan proteínas, hierro, calcio, fibra y energía gracias a sus carbohidratos complejos y saludables.

En el plato, las verduras, la fruta, las legumbres y los cereales se convierten en un desayuno con tortitas de arándanos con sirope de arce, gachas de avena con canela y pasas, un revuelto de tofu con verduras o una salchicha vegetal. A la hora de comer se transforman en una crema de guisantes con un sándwich de humus, un sustancioso chili o un salteado de verduras. Para cenar, estos grupos de alimentos primarios pueden componer un sabroso guiso, un pastel de patata y otras verduras asadas, sushi vegetariano, pizza vegetal, un delicioso curri y otras mil posibilidades más.

Puede que también quieras añadir frutos secos, semillas o aceitunas. Estos alimentos son bajos en grasas «malas» y no tienen colesterol, pero es mejor no excederse con ellos. Aunque su grasa es mucho más sana que la animal, son muy calóricos. Hablaremos más de este asunto en el capítulo 4.

La segunda regla es garantizar un aporte completo de nutrientes con un suplemento de vitamina B_{12}. Examinaremos este aspecto detalladamente en el capítulo 5. Por el momento, es importante saber que dicha vitamina es necesaria para la salud del sistema nervioso y el sanguíneo. No la crean ni los animales ni las plantas, sino las bacterias. Por ejemplo, son las bacterias del sistema digestivo de las vacas las que crean la vitamina B_{12} que acaba en la carne y la leche. En una dieta vegana, es necesario incluir ese aporte bien en forma de suplemento (que puedes encontrar en farmacias o tiendas de alimentación natural), o bien mediante la ingesta de alimentos enriquecidos con vitamina B (por ejemplo, leche de soja enriquecida).

Estas son, pues, las reglas. En el próximo capítulo vamos a ver cómo empezar y qué deliciosas obras maestras podemos crear.

3

Cómo empezar

¡Ha llegado la hora de empezar! En nuestros estudios desglosamos el proceso de cambio de dieta en dos sencillos pasos y no he conocido a nadie que no haya podido hacerlo:

Paso 1. Emplear una semana en estudiar las posibilidades. La meta es identificar qué alimentos veganos te gustan realmente (muchos ya te serán familiares, como veremos a continuación) y conocer todas las nuevas y geniales formas que tienes a tu disposición de sustituir las carnes y los quesos por otros alimentos. Te espera toda una selección sorprendente de alimentos deliciosos. Ha llegado la hora de que elijas tus favoritos.

Escribe en una hoja de papel los epígrafes Desayuno, Comida, Cena y Tentempiés. Durante los siguientes siete días tendrás que rellenar la hoja con alimentos de origen vegetal que te gustaría incluir en tu dieta. No elimines por ahora nada de tu alimentación. Se trata únicamente de pensar en los alimentos veganos que ya te gustan y los que te apetece probar. Dedícate esta primera semana a apuntarlos y probarlos. Si no has tomado gachas de avena desde que eras pequeño y llevas tiempo pensando en volver a probarlas, este es el momento. Espolvoréalas con canela y añade pasas, fresas troceadas o cualquier otra cosa que pueda hacerlas más sabrosas. Si te gusta el plato, mantenlo en la lista. Si no, táchalo y prueba otro alimento para desayunar. ¿Qué tal echar leche de almendras a los cereales matutinos o al café? Si comes salchichas para desayunar, pero nunca has tomado las vegetales, ¿por qué no compras unas para ver qué te parecen? Anota estas ideas. Si te gustan, mantenlas. Si no, prueba una marca diferente o táchalas de la lista.

Considera la idea de añadir una sopa o un plato de cuchara a tu menú habitual de la hora de la comida: menestra, puré de calabaza, lentejas, sopa de tomate o de verduras u otras posibilidades. Si te resulta más práctico, puedes encontrarlos envasados en las tiendas de alimentación natural y en muchas otras de comestibles normales. Mira las etiquetas y descarta las que contengan leche u otros productos de origen animal. ¿Y qué te parece una ensalada de brotes de espinacas y otras verduras de hoja verde, tomates troceados, aceitunas y zanahoria rallada, aliñada con una vinagreta de vinagre balsámico? Las ensaladas que vienen ya preparadas son una buena opción. Añade un sándwich de humus, un salteado de verduras, un perrito caliente vegano o lo que te apetezca.

Da más sabor a las verduras con un toque de salsa de soja, vinagre de arroz con especias o zumo de limón.

Piensa en alimentos que ya te gustan y que resulta que son veganos y ponlos en la lista.

Inspírate con las recetas de este libro y prueba productos nuevos de la tienda de comestibles y opciones distintas en los restaurantes italianos, mexicanos, chinos, japoneses, etíopes, indios u otros que te gusten. El objetivo es encontrar ideas de platos veganos que quieras incluir en tu menú diario. Como verás, hay un montón de posibilidades fabulosas.

• *Desayuno*

_____

_____

_____

• *Comida*

_____

_____

_____

• *Cena*

_____

_____

_____

• *Tentempiés*

_____

_____

_____

Ideas de desayunos saludables

Muesli Bircher (p. 139)

Magdalenas de zanahoria (p. 140)

Revuelto de tofu fácil (p. 141)

Gachas de avena con pasas y canela

Tortitas de arándanos

Tostada francesa

Copos de maíz con leche de almendras
y rodajas de plátano

Salchicha vegetariana o beicon vegetariano

Bagel integral con mermelada

Burrito relleno de alubias, lechuga y tomate

Melón, plátano y arándanos frescos

Comidas y cenas saludables

Platos de cuchara: lentejas, puré de calabaza, menestra (p.154)

Sopa de tomate, de guisantes o de verduras

Pasta e fagioli (p. 157)

Chili rápido de alubias negras (p. 159)

Sándwich superrápido de humus (p. 162) con lechuga y tomate

Lasaña (p. 165)

Pimientos rellenos fáciles (p. 166)

Pasta con alubias y hortalizas (p. 168)

Espaguetis Alfredo (p. 169)

Pizza con champiñones, cebolla, espinacas y tomates secos

Burrito de alubias

Alubias en salsa de tomate con trozos de salchicha vegetariana

Bocadillo con lechuga, tomate, pepino, aceitunas y champiñones salteados

Hamburguesa vegetariana o de champiñones Portobello, perritos calientes vegetarianos

Ensalada de tres tipos de legumbres

Salteado de verduras al estilo oriental

Paso 2. Después de una semana probando alimentos, habrás empezado a darte cuenta de cuáles te gustan. Ahora, durante tres semanas, deberás preparar comidas totalmente veganas usando los alimentos que hayas elegido. Durante este período, no ingieras ningún producto de origen animal. Son solo tres semanas. Te parecerá más fácil si te centras solo en elegir los alimentos que te gusten para cada comida, una por una, en lugar de pensar en las tres semanas de golpe. A continuación, te doy unos consejos para que esta «prueba de campo» de veintiún días te resulte hiperfácil:

1. Tómate la libertad de utilizar «alimentos de transición». Hay sustitutos excelentes de las hamburguesas, los perritos calientes, las salchichas y la carne de ternera picada que se pone en la salsa del chili o los espaguetis, entre otros usos, y existen muchos sustitutos de la leche y otros lácteos.

2. Sé estricto. Igual que para los fumadores suele ser más fácil dejar el hábito por completo en lugar de tentarse con cigarrillos ocasionales, a quienes desean dejar la carne y los lácteos les resulta también más fácil eliminarlos por completo de la dieta. Hasta un poco de pollo frito o de queso puede tentar las papilas gustativas y llevarte de nuevo a consumir alimentos poco saludables. Así que procura mantenerte cien por cien vegano en esta «prueba de campo».

3. Céntrate en el corto plazo. No te preocupes de lo que harás dentro de un año. Enfócate en el experimento de tres semanas.

Busca el respaldo de tus seres queridos. Cualquier cambio de rutina es más fácil con un poco de apoyo moral. Pídeles a tus amigos y tu familia que se unan a ti en este experimento a corto plazo. Si deciden no hacerlo, también puedes pedirles que te apoyen y que no te tienten con alimentos poco saludables. Con el tiempo verán el valor de lo que estás haciendo y puede que se decidan a seguir tus pasos.

Al final de los veintiún días, notarás dos cosas. En primer lugar, estarás más sano. Habrás perdido peso que te sobraba, tendrás más energía y harás mejor la digestión. Si tienes diabetes, puede que notes cada vez más mejoría en tu nivel de azúcar en sangre. Lo mismo pasará con el colesterol y la tensión. En segundo lugar, notarás que tus gustos están cambiando. Estarás perdiendo el deseo de consumir alimentos poco saludables y empezando a amar los nuevos alimentos.

Tras el período de prueba de tres semanas, tendrás la libertad de hacer lo que desees. Pero es muy posible que quieras seguir con la dieta vegana. Los beneficios para la salud seguirán aumentando y la exploración en busca de nuevos platos y alimentos será cada vez más gratificante. Pronto será algo instintivo y estarás tomando las riendas de tu salud.

SUSTITUTOS RÁPIDOS

En realidad, los sustitutos de la carne no son imprescindibles. Los platos de pasta, la pizza sin queso, los curris y los salteados son platos satisfactorios sin necesidad de que lleven carne alguna. Lo mismo puede decirse de los lácteos y los huevos. Puedes prescindir de ellos sin más. Pero si quieres algo con lo que reemplazar la carne, los lácteos y los huevos, aquí tienes varias ideas:

Sustitutos de la carne

> Las **alubias** quedan muy bien en el chili, los tacos, las salsas para espaguetis y los curris. Al igual que la carne, son ricas en proteínas. Sin embargo, no contienen grasas animales ni colesterol.
>
> El *tempeh*, hecho de soja fermentada, se vende en las tiendas de alimentación natural y los mercados de productos asiáticos. Es un sustituto ideal de la carne que se puede tomar en el desayuno (véase la receta «*Tempeh* a la plancha», página 143) o usarse en salteados.
>
> **Hamburguesas o perritos calientes vegetarianos.** Se encuentran en la mayoría de las tiendas de comestibles. Son rápidos de cocinar y cómodos, y a los niños les encantan. Los champiñones portobello son también sustitutos geniales en las hamburguesas.
>
> Las **salchichas vegetarianas** no se distinguen prácticamente de la variedad porcina y son mucho más saludables. El beicon vegano es una interpretación más libre del original, pero prueba varias marcas, a ver qué te parecen.

Sustitutos de los productos lácteos

Hoy existen en el mercado muchos sustitutos de los productos lácteos. Se encuentran en una gran variedad de sabores, así que prueba varios para ver cuáles te gustan. La **leche** puede sustituirse por leche de soja, de arroz, de almendras, de avena, de cáñamo y muchas otras variedades. Algunas están enriquecidas con calcio y vitamina B_{12}.

Los **yogures sin leche** se elaboran con almendras, anacardos, soja y otros ingredientes.

Los **postres helados sin leche** empezaron con los sorbetes y hoy en día se encuentra una amplia variedad de sustitutos, que también ofrecen algunas grandes marcas de helados.

Los **quesos** y la **crema agria veganos** se pueden encontrar en tiendas de alimentos naturales. Contienen grandes dosis de grasas y hay que pensar en ellos como caprichos ocasionales.

La **levadura nutricional** da sabor a queso a las pizzas, las salsas para espaguetis, las verduras y los guisos.

El **aguacate en tacos** puede reemplazar el queso feta en una ensalada.

Sustitutos del huevo

Un solo huevo tiene el mismo colesterol que un filete de 220 gramos, además de gran cantidad de grasas y proteínas animales. Por suerte, es fácil sustituirlos.

En lugar de hacer revueltos de huevo, prueba a hacerlos de tofu (véase la receta «Revuelto de tofu fácil», página 141). El tofu tiene una textura casi idéntica a la de la clara de huevo y el revuelto de tofu se convierte rápidamente en un plato favorito de mucha gente.

Para ligar los ingredientes de pasteles o hamburguesas, prueba la patata machacada, las gachas de avena, el pan rallado o el tomate concentrado. Para las recetas de postres donde se utilizan uno o dos huevos, prescinde de ellos y añade un poco de agua extra para aportar la humedad necesaria. Si una receta te indica usar más de dos huevos, puedes sustituirlos por alguno de los siguientes productos:

- plátano machacado, compota de manzana, tofu blando triturado o calabaza en conserva (mismo tamaño que un huevo)
- 1 cucharada de semillas de lino mezclada con una taza de agua y trituradas en la batidora
- 1 cucharada de harina de soja mezclada con 2 de agua
- 2 cucharadas de almidón de maíz
- sustitutos comerciales del huevo que se pueden encontrar en tiendas de alimentos naturales

No dejan de surgir nuevas posibilidades, así que mantente al día. Hay un montón de sabores nuevos en los restaurantes de comida internacional, así como en las tiendas de comestibles y de alimentos naturales. También puedes coger ideas geniales en el sitio web de la CFPRM (www.pcrm. org) y en la gran cantidad de sitios web dedicados hoy en día a la alimentación vegana.

4

Objetivos especiales relativos a la salud

Ahora ya sabes lo más básico, pero puede que quieras avanzar un paso más. Si deseas perder peso o hay algún aspecto de tu salud (diabetes, colesterol alto u otros) que quieres cuidar, puedes hacer que tu menú vegano sea aún más eficaz. Te voy a mostrar cómo.

PERDER PESO

Si estás intentando adelgazar, hacerte vegano te ayudará enormemente.[1] Para empezar, no tendrás ni una gota de grasa animal en el plato, algo genial, porque cada gramo de grasa tiene 9 calorías, mucho más que los carbohidratos o las proteínas (solo 4 calorías por gramo). Por poner un ejemplo, una cuarta parte de las calorías de la carne blanca del pollo, incluso sin piel, proceden de la grasa. En contraste, solo un 10 por ciento de las calorías de casi todos los alimentos de origen vegetal, como las legumbres, los cereales, las verduras y las frutas, proceden de la grasa. Por ello, si prescindes de los alimentos de origen animal y solo pones en el plato alimentos de origen vegetal, estarás evitando consumir un montón de calorías.

LOS ALIMENTOS RICOS EN GRASAS SON MUY CALÓRICOS

1 gramo de carbohidratos, azúcar o proteínas = 4 calorías

1 gramo de grasa = 9 calorías

En el mundo vegetal hay algunos alimentos ricos en grasas con los que debes tener precaución: tanto los aceites vegetales como los frutos secos, las semillas o los aguacates contienen gran cantidad de grasa. Es cierto que las grasas vegetales son mucho más saludables que las de origen animal (la mayoría de estas son saturadas, aumentan el nivel de colesterol y están vinculadas al Alzheimer, mientras que los aceites de origen vegetal tienen, por lo general, muy pocas grasas saturadas). Sin embargo, recuerda que todas las grasas y los aceites encierran nueve calorías por gramo. Por ello, si tu objetivo es perder peso, es buena idea no solo evitar los productos animales, sino también minimizar el consumo de alimentos que contengan mucha grasa, como los frutos secos, la mantequilla de cacahuete, el guacamole o el aceite que usas al cocinar. En poco tiempo comprobarás el efecto que surte esta medida.

¿Qué límite puede ser recomendable? Si quieres perder peso, sería bueno que no superases un total de 20-30 gramos de grasa diarios. Es una cantidad mucho menor de la que ingiere la mayoría de la gente, pero lo puedes lograr

REDUCE LAS GRASAS

Además de prescindir de los productos de origen animal, aquí tienes varios modos de reducir fácilmente la grasa y todas las calorías que conlleva.

- En lugar de freír con aceite, prueba a saltear con agua o caldo vegetal, o incluso con la sartén seca (por ejemplo, para la cebolla y el ajo). También puedes usar una sartén antiadherente o rociar una vez con un aceite en aerosol.

- Olvídate de los frutos secos y las mantequillas hechas con ellos. Sí, la mantequilla de cacahuete y las almendras tostadas están ricas, pero tienen muchas grasas y calorías.

- Aliña las ensaladas con aderezos sin grasa: zumo de limón, vinagre balsámico, salsa de rábano picante o vinagre de arroz con especias.

- En los sándwiches, usa mostaza o salsa de pepinillos en lugar de mayonesa. En los bocadillos funciona muy bien un poquito de vinagre aromatizado.

- En las tostadas no hay necesidad de poner mantequilla o margarina si el pan es de buena calidad.

- Adereza las patatas asadas con pimienta negra, mostaza o salsa mexicana en lugar de con mantequilla.

fácilmente al prescindir de los productos animales y reducir el consumo de alimentos ricos en grasa.

Si estás llevando la cuenta de la grasa que consumes, no te preocupes de los alimentos que no tengan etiquetas con información nutritiva, como la fruta y las verduras. En el caso de la comida envasada, favorece la que no tenga más de 23 gramos por ración. Ya verás cómo lograrás no rebasar el límite de grasas a lo largo del día.

La fibra: tu amiga para adelgazar

Para potenciar la pérdida de peso, también merece la pena recordar la fibra de las plantas. Sí, aunque la aburrida palabra *fibra* nos suene a ciencias de la nutrición, es un elemento muy saludable. Y es que la fibra llena, pero no tiene esencialmente calorías. Por eso, aunque parezca que hayamos comido mucho, lo cierto es que la fibra controla nuestro apetito y mantiene a raya la ingesta de calorías. Con alimentos ricos en fibra en el plato, nunca comerás de más.

Los productos de origen animal no tienen fibra, otra de las razones por las que la alimentación con carnes y quesos tiende a hacer engordar. En cambio, cualquier verdura, fruta, legumbre y cereal integrales contienen fibra. La lista la encabeza la alubia. Observa las cifras de la página 41.

Como ves, aunque se habla mucho de la fibra de los cereales integrales, las auténticas campeonas son las alubias y las verduras. Y los cereales integrales son mejores que los refinados. Fíjate en lo que pasa cuando el arroz integral pierde su cobertura de salvado para convertirse en arroz blanco: pierde la mitad de su fibra. Lo mismo sucede con los panes blancos y los integrales. Por eso, para potenciar la pérdida de peso, es mejor dar preferencia a las legumbres, las verduras y las frutas en la alimentación diaria y favorecer los cereales integrales frente a los refinados.

La fibra en los alimentos más comunes (en gramos)

Alubias negras (½ taza)	6
Alubias blancas cocidas (½ taza)	5
Brécol (1 taza)	5
Manzana (1 pieza mediana)	4
Arroz integral (1 taza)	4
Gachas de avena (1 taza)	4
Naranja (1 pieza mediana	3
Plátano (1 pieza mediana)	3
Cereales integrales (1 taza)	3
Arroz blanco (1 taza)	2
Panes integrales (1 rebanada)	2
Pan blanco o bagel (1 rebanada)	1
Espaguetis cocidos (½ taza)	0,5

Sencillo, ¿verdad? Al prescindir de los productos animales, reducir el consumo de grasas y dar relevancia a los alimentos ricos en fibra, te resultará fácil perder peso sin necesidad de contar calorías o comer solo un plato. Estos alimentos son naturalmente moderados en calorías y activan en el cerebro el mecanismo de saciedad que controla el apetito. En nuestras investigaciones también hemos averiguado que una dieta vegana aumenta ligeramente el metabolismo en el período posterior a la ingesta de alimentos.[2] En otras palabras, tras varias semanas con una dieta vegana, el cuerpo convierte mayor número de calorías en calor corporal, en lugar de almacenarlas en forma de grasa. El efecto es pequeño: el metabolismo tras una comida aumenta alrededor de un 16 por ciento, pero hay que tener en cuenta que este efecto se prolonga durante tres o más horas tras el consumo de alimentos, lo que supone una útil quema de calorías extra.

> ¿Qué pasa con el ejercicio? También ayuda, aunque moderadamente. Correr tres kilómetros a pleno rendimiento quema menos calorías de las que contiene un refresco de treinta mililitros. Es decir, hay que hacer ejercicio además de seguir una dieta vegana saludable, no en lugar de ello.

Eficacia adicional para adelgazar

- Prescinde de todos los productos de origen animal.
- Minimiza el consumo de alimentos ricos en grasa (aceites vegetales, frituras, frutos secos, semillas, aguacates...).
- Favorece el consumo de alimentos ricos en fibra.

Bajar el colesterol

Los productos de origen animal te ponen el colesterol por las nubes. En primer lugar, la carne, los lácteos y los huevos contienen colesterol, sobre todo los últimos, y aproximadamente la mitad del colesterol que ingieres acaba en el torrente sanguíneo. Mucho peor es la grasa saturada («mala») que contienen dichos alimentos, pues estimula el organismo para que produzca aún más colesterol.

Las plantas son justo lo contrario. Tienen muy pocas grasas saturadas y nada de colesterol. Por eso, por el simple hecho de hacerse vegano, lo normal es que los niveles de colesterol caigan en picado. Y, si lo deseas, puedes potenciar aún más la reducción del colesterol. Con solo cuatro semanas[3] de dieta basada en productos de origen vegetal, más los «alimentos de efecto especial» del recuadro de esta página, unos investigadores de la Universidad de Toronto consiguieron reducir en casi un 30 por ciento los niveles de lipoproteína de baja densidad (LDL o colesterol «malo»).

Alimentos especiales que reducen el colesterol

- Fibra soluble: avena, cebada o alubias (una ración equivale a 1 taza de gachas de avena o cebada, o ½ taza de alubias)
- Proteínas de soja: leche de soja, tofu y sustitutos de la carne elaborados con soja (una ración equivale a 1 taza de leche de soja o 90 gramos de tofu)
- Almendras (una ración equivale a 30 gramos)
- Margarinas especiales que reducen el colesterol, como Benecol (una ración equivale a 2 cucharaditas)

No hace falta consumir una gran cantidad de estos alimentos. Basta con pasarse a una dieta vegana que incluya una ración diaria de avena, cebada o alubias más un producto de soja. Si añades almendras, limita el consumo a 30 gramos (un puñadito) al día. Y las margarinas que ayudan a reducir el colesterol son totalmente opcionales.

Otra cosa que tener cuenta: aunque casi todos los alimentos de origen vegetal contienen niveles muy bajos de grasa saturada («mala»), hay dos grandes excepciones, que son el aceite de coco y el de palma, muy ricos en este tipo de grasa. Ojo, porque son ingredientes de muchos tentempiés y otros productos por el punto mantecoso que les dan. Dado que aumentan el colesterol y engordan, deberías prescindir de ellos. Lee bien las etiquetas de los productos si compras alimentos preparados.

Diabetes

Uno de los descubrimientos más interesantes de los últimos años es que la diabetes de tipo 2 es reversible, es decir, que puede mejorar y, a veces, desaparecer. Nuestro equipo de investigación lleva muchos años estudiando la diabetes y ha descubierto que, aunque los beneficios de la «dieta para diabéticos» convencional, que se centra en reducir las calorías y contar los gramos de los carbohidratos, son limitados, puede seguirse un régimen que dé resultados más eficaces.

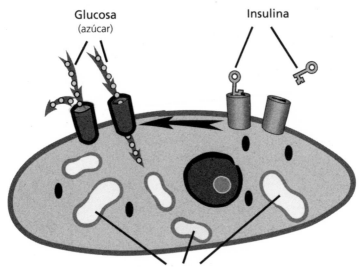

El interior de una célula

Glucosa
(azúcar)

Insulina

Lípidos intramiocelulares
(grasas)

Para ver cómo funciona, primero debemos entender la causa de la diabetes. Mucha gente se imagina que la diabetes proviene del consumo de azúcar. Esta idea tiene su lógica: las personas diabéticas tienen niveles de azúcar altos, por lo que podría pensarse que es su consumo lo que desencadena el proceso patológico. Así lo han creído muchos médicos y nutricionistas, que han sometido a sus pacientes diabéticos a dietas pobres en alimentos con alto nivel de azúcares y carbohidratos, como el arroz o el pan, pues los carbohidratos liberan azúcar durante la digestión. También limitaban las calorías con la esperanza de controlar el peso de los pacientes. Pero estos métodos no han ayudado mucho. Ninguno hace desaparecer la enfermedad. La mayoría de los pacientes necesitan empezar a medicarse; luego necesitan una segunda medicación y una tercera, y, en poco tiempo, están inyectándose insulina en dosis cada vez mayores.

El examen del interior de las células musculares ha conducido a una comprensión revolucionaria de la diabetes. Mediante el uso de tecnología punta de escaneo, se ha descubierto que la gente que padece diabetes de tipo 2 tiene partículas de grasa en el interior de las células musculares. Esta acumulación de grasa, que proviene en su mayor parte de la alimentación, dificulta el paso del azúcar del torrente sanguíneo a las células. Más en concreto, estas partículas de grasa interfieren con la insulina, la hormona que guía normalmente al azúcar (glucosa) en su recorrido desde el flujo sanguíneo hasta el interior de las células. Al examinar el hígado, descubrieron lo mismo: la acumulación de grasa en las células de dicho órgano impedía el paso normal del azúcar, que permanecía en el torrente sanguíneo.

La insulina se adhiere a los receptores de la superficie de las células musculares y hepáticas, como una llave en una cerradura. Una vez adherida, la «llave» que es la insulina le indica a la célula que deje pasar la glucosa. En la diabetes de tipo 2, este proceso de comunicación no se lleva a cabo por culpa de la grasa que se ha acumulado en el interior de la célula.

Imagina qué pasaría si un graciosillo pusiera un chicle en la cerradura de la puerta de tu casa: no podrías usar la llave. Pues bien, la acumulación de grasa en las células musculares y hepáticas funciona un poco del mismo modo. Hace que la «llave» no pueda realizar su trabajo. Por eso, aunque la insulina que produce el cuerpo naturalmente continúa adhiriéndose a los receptores de las células, tiene problemas para abrir los canales que permiten que la glucosa penetre en ellas. Los científicos llaman «lípidos intramiocelulares» a estas acumulaciones de grasa en las células musculares.

He aquí, pues, la respuesta al problema. Si la acumulación de grasa en las células musculares y hepáticas provoca un aumento de los niveles de azúcar en la sangre, la solución ha de ser una dieta vegana baja en grasa. Ya sabemos que esta dieta carece por completo de grasas de origen animal, y, si se mantienen los aceites vegetales al mínimo, se estará consumiendo muy poca cantidad de grasa. El resultado será que esa acumulación de grasa en las células musculares y hepáticas comenzará a desaparecer. Como ya mencioné en el capítulo 1, mi equipo de investigación recibió financiación del Gobierno de Estados Unidos para realizar una comparación directa entre una dieta vegana baja en grasa y una dieta convencional para diabéticos que reducía las calorías y los carbohidratos. Nuestros hallazgos fueron que una dieta vegana baja en grasa es mucho más eficaz a la hora de controlar los niveles de glucosa en la sangre.[4]

Si quieres probarlo tú mismo, hazlo del siguiente modo: comienza dando los pasos para perder peso que se han mencionado al principio de este capítulo (incluso aunque tu peso esté dentro de los límites saludables). Eso significa, en primer lugar, embarcarse en una dieta vegana y, en segundo lugar, mantener al mínimo el consumo de grasas adicionales. Se trata, pues, de prescindir de los aceites añadidos y de alimentos grasos como los frutos secos o el aguacate, y de favorecer los alimentos ricos en fibra. Luego habría que dar otro paso: a la hora de comer pan u otros alimentos ricos en carbohidratos, elige los que menos afecten al azúcar en sangre, es decir, los que tengan un índice glucémico bajo. Para ello, ten en cuenta lo siguiente:

- En lugar de azúcares añadidos, toma fruta. Sí, la fruta es dulce, pero afecta mucho menos el nivel de azúcar en sangre que el azúcar.
- En lugar de pan blanco o de trigo, elige pan de centeno o variedades integrales.
- En lugar de comer patatas, opta por batatas.
- En lugar de los típicos cereales, opta por el salvado o las gachas.

Encontrarás más información sobre esto en la página web www.glycemicindex.com.

Eficacia adicional frente a la diabetes

Los tres pasos para hacer frente a la diabetes son estos:
- Prescinde de los productos de origen animal.
- Minimiza el consumo de aceites y alimentos ricos en grasa.
- Opta por productos con un índice glucémico bajo.

Si tienes diabetes, es esencial que consultes con tu médico o el profesional de la salud que esté llevando tu caso antes de realizar cualquier cambio de dieta, y que comiences a hacerlo bajo su supervisión, pues la dieta vegana baja en grasa puede reducir el azúcar en sangre de manera muy rápida. Así que, si también estás tomando medicación, especialmente insulina, el azúcar en sangre puede alcanzar niveles demasiado bajos y resultar peligroso. El especialista que te atienda puede reducir la medicación cuando sea necesario. Encontrarás información más detallada en mi libro *Acaba con la diabetes: un método científicamente demostrado para prevenir y controlar la diabetes sin medicamentos.*

Mejorar la tensión arterial

Mantener la tensión en un nivel saludable protege el corazón y el resto del cuerpo. Cuando lo logras sin necesidad de tomar medicamentos, te ahorras efectos secundarios y dinero. Los estudios han confirmado de manera sistemática que las dietas veganas mejoran la tensión arterial.[5] Y lo hacen de tres modos distintos:

1. En primer lugar, la grasa saturada de los productos lácteos y cárnicos «espesa» la sangre (la hace más viscosa) y vuelve más rígidas las paredes de las arterias, por lo que se necesita más presión para que la sangre circule. La dieta vegana reduce la viscosidad

de la sangre y vuelve las arterias más flexibles, lo que mejora la circulación.

2. En segundo lugar, los vegetales son por naturaleza bajos en sodio (que sube la tensión) y ricos en potasio (que la baja), al contrario que los productos lácteos, en especial el queso, que contienen mucha sal. Dado que muchas sopas enlatadas y otros productos envasados y los tentempiés tienen sal añadida, lo mejor es optar por marcas bajas en sal.

3. En tercer lugar, perder el peso que nos sobra baja la tensión. Como la dieta vegana ayuda de forma natural al cuerpo a adelgazar, si la sigues, verás que tu tensión mejora a medida que pierdes peso.

En resumen, los dos primeros factores (la reducción de la viscosidad de la sangre y el predominio del potasio sobre el sodio) bajarán la tensión arterial bastante rápido, a lo que se añadirá la mejora paulatina que conlleva la pérdida gradual de peso. Si además practicas ejercicio, la tensión bajará aún más.

Eficacia adicional para bajar la tensión

- Evita los productos de origen animal y los aceites añadidos.
- Modera el consumo de sal. Lee las etiquetas y no superes los 1.500 miligramos al día.
- Haz ejercicio con regularidad.

Recuerda que debes informar a tu médico de que estás cambiando de dieta para que te indique cuál es el momento oportuno para reducir la medicación. No lo hagas por tu cuenta. Si con estos pasos no te baja la tensión a valores normales, sigue las indicaciones del facultativo.

Prevención del cáncer

La dieta a base de vegetales contribuye a reducir el riesgo de cáncer. En el caso de las personas que ya lo padecen, puede mejorar sus expectativas de vida. He aquí las razones:

- Cuando cocinamos la carne, bien sea friéndola, horneándola o calentándola de cualquier otro modo, se forman en el tejido muscular sustancias cancerígenas llamadas «aminas heterocíclicas». La preparación a la parrilla causa la aparición de otros carcinógenos adicionales. A su vez, estas sustancias cancerígenas pueden alterar nuestro ADN y convertir células normales en células afectadas por el cáncer.
- La carne también altera las bacterias que forman la flora intestinal, de forma que tienen más probabilidades de producir carcinógenos en el tracto intestinal.
- Se han vinculado los productos lácteos al cáncer de próstata.[6] El problema se debe, en parte, a que la leche aumenta la presencia de un componente del torrente sanguíneo llamado IGF1 (factor de crecimiento insulinoide), que estimula el crecimiento de las

células cancerígenas. Además, cuando el calcio de la leche llega al torrente sanguíneo, el organismo reacciona para limitar su afluencia y mantener su presencia en niveles normales. Para ello, reduce la cantidad de vitamina D de la sangre. Como esta vitamina, que ayuda al cuerpo a absorber el calcio, también tiene efectos de prevención del cáncer, su pérdida aumenta el riesgo de padecer esta enfermedad. Esa es, al menos, la teoría. Lo cierto es que los hombres que prescinden de la leche, el queso y otros lácteos muestran sustancialmente menos riesgo de contraer cáncer que quienes no los eliminan de su dieta.

Eficacia adicional para prevenir el cáncer

- Las verduras y las frutas son ricas en micronutrientes anticancerígenos, como el ácido fólico (presente en las hortalizas de hoja verde), la vitamina C (cítricos), el betacaroteno (hortalizas de color naranja) o el licopeno (tomates y sandía), entre otros muchos.
- Las crucíferas (como el brécol, las coles de Bruselas, el repollo, la col rizada, la coliflor y demás miembros de la misma familia) estimulan la producción en el hígado de enzimas que neutralizan los carcinógenos a los que quizá estemos expuestos.
- La fibra, que es abundante en los alimentos vegetales, pero está ausente en los de origen animal, ayuda a prevenir el cáncer colorrectal y a eliminar el exceso de hormonas que podrían contribuir a la aparición del cáncer de mama y el de próstata, así como otros cánceres en órganos sensibles a las hormonas.

Prescindir de los productos de origen animal permite evitar estos riesgos. Además, las plantas tienen efectos anticancerígenos específicos.

Si queremos llevar una alimentación que prevenga el cáncer, hemos de prescindir de los productos de origen animal y dar preponderancia a alimentos sanos, como verduras, frutas, legumbres y cereales integrales en su forma más natural (sin procesar). Los pasos para controlar el peso que se han descrito con anterioridad en este capítulo son también útiles; estar más esbeltos reduce el riesgo de contraer distintos tipos de cáncer.

El vino tinto podría estar dentro del «grupo de las frutas», por decirlo de algún modo. Sin embargo, el alcohol en cualquiera de sus formas aumenta el riesgo de contraer cáncer de mama y de colon, así como otros tipos de esta enfermedad.

SOBREVIVIR AL CÁNCER

Los efectos de la alimentación van más allá de reducir las probabilidades de sufrir cáncer. Las personas que padecen esta enfermedad pueden mejorar sus expectativas de vida. Aunque es necesario realizar más estudios sobre los efectos de la alimentación en la superación del cáncer, se han descubierto algunos hallazgos fundamentales. Las mujeres con cáncer de mama deberían evitar el exceso de grasa y consumir sobre todo frutas y verduras.[7, 8] Al parecer, practicar ejercicio también puede ayudar. Se ha demostrado, asimismo, que los hombres con cáncer de próstata han mejorado sus expectativas de vida gracias a seguir una dieta vegana baja en grasa.[9] Lo mismo puede decirse de cambios similares en la dieta en relación con el cáncer colorrectal. Existe menos información sobre cómo afecta la alimentación a otros tipos de cáncer.

Los productos de soja reducen el riesgo de contraer cáncer de mama y mejoran las expectativas de superar la enfermedad. Así es. Aunque se ha planteado la duda de si los productos de soja pueden aumentar el riesgo de sufrir cáncer, existen estudios que han demostrado justo lo contrario: que tienen efectos anticancerígenos.

La explicación biológica de este beneficio no está clara del todo. Sin embargo, el riesgo de contraer cáncer de mama se reduce un 30-40 por ciento en las mujeres que consumen más soja (leche, tofu, etc.),[10, 11] y quienes ya lo padecen tiene un 30 por ciento menos de probabilidades de fallecer víctimas de él en comparación con las mujeres que no incluyen la soja en su dieta.[12]

PROTEGER EL CEREBRO

En 2003, unos investigadores de Chicago descubrieron algo sorprendente: las personas que, por regla general, evitaban el consumo de grasas «malas» reducían drásticamente el riesgo de contraer Alzheimer.[13] En este caso, las grasas «malas» a las que nos referimos son de dos tipos: la grasa saturada (sólida) de los productos lácteos y la carne, y la grasa trans (aceites parcialmente hidrogenados) que se encuentra en los aperitivos industriales. La dieta vegana, al evitar la mayoría de las grasas saturadas, constituye un punto de partida fabuloso. También es buena idea prescindir de la repostería y los fritos industriales, que contienen aceites parcialmente hidrogenados (lo verás en la etiqueta).

Además, puedes adoptar otras medidas:

Evitar metales dañinos

Aunque el cuerpo necesita oligoelementos como el hierro y el cobre, estas sustancias en exceso son dañinas. Del mismo modo que el hierro se oxida y una moneda de cobre se va oscureciendo, estos metales se pueden oxidar en el interior de nuestro cuerpo y desencadenar la producción de radicales libres, moléculas peligrosas que pueden dañar el cerebro. Lo mismo sucede con el aluminio: hay indicios de que también puede ser tóxico para el cerebro. La dieta vegana ayuda a evitar la sobrecarga de hierro que puede darse al consumir carne e hígado.

También merece la pena evitar baterías de cocina que pongan el hierro, el cobre o el aluminio en contacto directo con los alimentos. Sí, la clásica sartén de hierro fundido puede ser dañina si se usa a diario (el acero inoxidable es inocuo, lo mismo que las superficies antiadherentes, siempre que el material que se encuentra bajo el recubrimiento antiadherente sea acero).

Evita las multivitaminas que contengan hierro y cobre y los antiácidos con aluminio. Al elegir un desodorante, busca los que no tengan aluminio en su composición, pues puede pasar a la sangre a través de la piel.

- **Consume alimentos ricos en vitamina E.** Estos alimentos reducen el riesgo de contraer Alzheimer. Hablamos de las almendras, las nueces, las pipas de girasol, las pacanas, los piñones, los pistachos, las semillas de sésamo y las de lino. Modera su consumo, porque son alimentos grasos que contienen muchas calorías. Basta con un puñadito de frutos secos o semillas al día.

- **Consume alimentos de colores vivos.** Algunos estudios indican que las uvas, los arándanos y otros frutos de colores intensos pueden ayudar a mejorar la memoria en el caso de las personas mayores que sufren problemas de memoria leves. El color proviene de las antocianinas, potentes antioxidantes que eliminan los radicales libres.

- **Ponte las zapatillas de andar.** Un estudio de la Universidad de Illinois demostró que caminar a paso rápido cuarenta minutos tres veces a la semana mejora la memoria y revierte la atrofia cerebral.[14]

- **Duerme lo suficiente.** ¡No te olvides de descansar! Dormir bien es esencial para mantener la salud cerebral. Durante el sueño el cerebro no solo procesa los acontecimientos del día y los integra en las reservas de la memoria, sino que también restablece la estabilidad emocional. Sin el sueño, la memoria y el control emocional no serán óptimos. Las necesidades de cada persona son diferentes, pero dormir ocho horas al día es un buen objetivo.

DETENER INFLAMACIONES Y DOLORES

En el caso de las dolencias inflamatorias, como la artritis reumatoide, la proteína de origen animal puede estar, sorprendentemente, en el origen del problema. Para entender cómo, vamos a hacer una analogía. Digamos que, por accidente, te clavas una astilla. Se desencadena una inflamación, que es la reacción natural de la piel ante una herida o una invasión. Los vasos sanguíneos se dilatan para que afluya la sangre, por lo que la zona se enrojece y la acumulación de sangre y fluido causa hinchazón. El torrente sanguíneo lleva a la zona leucocitos, que se comportan como pequeños comecocos, intentando zamparse las partículas de la astilla que no deben estar ahí.

Las inflamaciones no las causan solo las astillas, sino también ciertos alimentos. Entre los principales sospechosos se encuentran las proteínas lácteas. Varios equipos de investigación han descubierto que las personas que sufren artritis mejoran mucho cuando prescinden de los lácteos, sobre todo, en el marco de una dieta vegana y en el caso de la artritis reumatoide, aunque también puede darse esta mejoría con otros tipos de artritis y otras dolencias, como las migrañas.

Por eso, si sufres una dolencia de carácter inflamatorio, puede ser buena idea pasarte a una dieta vegana y seguirla al cien por cien, puesto que incluso una cantidad pequeña de alimentos problemáticos pueden desencadenar una inflamación.

Si prescindiendo de productos animales no se resuelve el problema por completo, es posible que, en tu caso, haya más de un agente desencadenante. Por ejemplo, a algunas personas les afectan los lácteos junto con los huevos, el trigo o los tomates, o quizá los cítricos y los frutos secos. Identifica qué alimentos tienen ese efecto en ti. Puedes probar con una sencilla dieta de eliminación en la que prescindas de todos los alimentos que tienen este efecto potencial y luego ir introduciéndolos uno a uno; así verás cuál o cuáles causan el problema. En mis obras *The Cheese Trap* y *Alimentos que combaten el dolor* encontrarás más detalles.

FUERZA Y RESISTENCIA ATLÉTICAS

Las dietas veganas ofrecen beneficios enormes a los atletas. Prescindir de los productos de origen animal es uno de los modos más eficaces de optimizar el rendimiento tanto en las competiciones como durante el entrenamiento.

En primer lugar, las medidas antiinflamatorias descritas en la sección anterior contribuirán a reducir el tiempo de recuperación tras el entrenamiento, por lo que los atletas estarán listos para volver a la competición mucho antes.

En segundo lugar, los alimentos veganos potencian la resistencia. Como vimos al hablar de la hipertensión, las dietas a base de productos vegetales «aligeran» la sangre, es decir, no la espesan tanto. Con ello no solo se reduce la tensión, sino que también aumenta la oxigenación de los músculos y el cerebro. Esa es, en parte, la razón de que las dietas veganas aporten mayor resistencia a los atletas.

En tercer lugar, los alimentos vegetales son ricos en carbohidratos complejos saludables, que dan lugar al glucógeno, una forma especial de glucosa que se almacena en el hígado y los músculos para aportar energía adicional, como si se tratase de unas pilas de repuesto. Cuando se habla de la carga de carbohidratos de los atletas se refiriere a esto. Se trata de consumir mucho arroz, pan, pasta, batatas y otros alimentos saludables, ricos en carbohidratos, a fin de almacenar glucógeno adicional en los músculos y el hígado para tener energía en reserva.

Como puedes ver, la dieta vegana es extraordinariamente útil en términos de salud. En la sección «Recursos recomendados» de las páginas 131-136 encontrarás más información sobre cómo usar los alimentos para paliar problemas de salud.

5

Una nutrición completa

Algunas personas se preguntan si la dieta vegana les proporcionará una nutrición completa. Lo cierto es que la alimentación basada en alimentos vegetales aporta mejor nutrición que la que incluye carne y lácteos. Unos investigadores de Harvard desarrollaron el llamado «índice alternativo de alimentación saludable» a fin de evaluar los beneficios para la salud de distintos modelos de alimentación, y resulta que las dietas veganas obtienen mucha más puntuación que las que incluyen productos cárnicos y lácteos. ¿Te sorprende? Bueno, es que la carne es pobre en muchas vitaminas y minerales. No tiene vitamina C ni fibra alguna y es rica en grasa saturada («mala») y en colesterol. Sí, la carne tiene proteína y hierro, pero también las plantas, y de forma más saludable. De modo similar, en los lácteos hay montones de grasa, proteínas y azúcar y carecen de las vitaminas presentes en verduras, frutas y legumbres.

En nuestros estudios, hemos hecho un seguimiento de lo que sucede cuando la gente adopta dietas basadas en alimentos vegetales. Y la buena noticia es que su nutrición mejora drásticamente.[15] Los alimentos vegetales proporcionan la cantidad adecuada de proteínas, grasas de mejor calidad, energía en abundancia en forma de carbohidratos saludables, y vitaminas y minerales en proporciones mucho mejores que los productos de origen animal.

Sin embargo, como es posible que sigas teniendo dudas sobre la cantidad adecuada de proteínas, calcio y otros nutrientes, vamos a analizar el asunto con un poco más de detenimiento.

Bueno, ¿y de dónde salen las proteínas?

Según el Gobierno estadounidense, las mujeres necesitan unos 46 gramos de proteínas al día y los hombres, unos 56. Las cantidades reales suelen ser menores: estas cifras contienen un margen de seguridad.

Pues bien, si un día solo comieras brécol, obtendrías 146 gramos de proteína en una dieta típica de 2.000 calorías. Si, al día siguiente, solo comieras lentejas, recibirías un aporte de 157 gramos de proteína. Con las alubias pintas la cifra sería de 186 gramos. Y, si solo comieras gachas de avena, estaríamos hablando de 62 gramos de proteína pura. Por supuesto, no estoy animándote a que comas solo un tipo de alimento cada día; se trata de un modo de ilustrar el hecho de que los alimentos vegetales tienen montones de proteína. Es posible que ya sepas que hay una gran cantidad de proteína en los productos de soja, cosa que es cierta, pero recuerda que en las verduras y los cereales también.

Proteínas en alimentos cotidianos
(gramos de proteína en 2.000 calorías)

Alubias pintas	186
Lentejas	157
Brécol	146
Guisantes	135
Maíz	79
Avena	62
Zanahorias	49
Arándanos	48
Arroz integral	43
Patatas (sin piel)	42

Así pues, los vegetales contienen proteínas. Sin embargo, habrá quien se pregunte si son proteínas «completas». Las proteínas son largas cadenas de aminoácidos que se disponen en fila como las cuentas de un collar. Se consideran proteínas completas las que contienen todos los aminoácidos que necesitamos. Hace décadas se pensaba que había que combinar cuidadosamente distintos vegetales para conseguir «proteínas completas». Lo cierto es que cualquier combinación normal de alimentos vegetales aporta todos los aminoácidos que necesitamos. La posición oficial al respecto de la Academia de Nutrición y Dietética estadounidense es la siguiente: «Se pueden satisfacer las necesidades proteicas de todos los tramos de edad con dietas vegetarianas equilibradas, incluidas las de los atletas».[16]

CALCIO DIRECTAMENTE DE LA FUENTE

¿Dónde consigues el calcio si no comes lácteos? Pues bien, hay que saber que no son las vacas las que crean calcio, sino que este elemento se encuentra en la tierra. De ahí es de donde lo extraen las raíces de las plantas de hoja verde. El calcio que acaba en las hojas pasa a la leche de las vacas a través de su alimento. Nosotros podemos obtener también el calcio que necesitamos directamente de las plantas, ¡aunque no sean las mismas que comen las vacas! Hay calcio en abundancia en el brécol, las coles de Bruselas, la col rizada, la berza y otras verduras. De hecho, este calcio se puede absorber mejor que el de la leche. Hay una excepción: la espinaca, una verdura bastante egoísta que no se presta mucho a liberar su calcio. Pero la mayoría de los vegetales de hoja verde aportan gran cantidad de calcio de fácil absorción. Así que merece la pena darles protagonismo en tu dieta diaria. Las legumbres también proporcionan calcio, lo mismo que la calabaza, la batata, el tofu, los higos, las naranjas y las uvas pasas, entre muchos otros alimentos. Si quieres un aporte de calcio adicional, existen leches no lácteas enriquecidas que lo contienen en abundancia (por ejemplo, las leches enriquecidas de soja, almendra o arroz).

Calcio
(miligramos por una ración de 1 taza)

Berza	357
Tofu firme	355
Col rizada	180
Higos secos	149
Calabaza	84
Uvas pasas	82
Garbanzos	80
Alubias pintas	79
Batatas	76
Naranjas	71
Brécol	62
Coles de Bruselas	56

HIERRO DEL SANO

Necesitamos hierro para crear la hemoglobina de las células sanguíneas, encargada de transportar el oxígeno, y las mejores fuentes de hierro son las hortalizas de hoja verde y las legumbres. De hecho, hemos comprobado en nuestros estudios que, cuando se adopta una dieta vegetariana, el aporte de hierro suele ser ligeramente superior al de las dietas previas con carne y lácteos, gracias al hierro de las verduras y las legumbres.

En los años cincuenta, la idea era «cuanto más hierro, mejor». En los programas de televisión se anunciaba el suplemento de hierro Geritol como respuesta a la «sangre cansada». Pero pronto se hizo patente que aquel hierro adicional era peligroso. Su exceso en el cuerpo puede dar lugar a la producción de radicales libres, que pueden dañar el corazón y el cerebro y contribuir a acelerar el envejecimiento. Es decir, el cuerpo necesita una cantidad pequeña de hierro y excederla conlleva riesgos.

Las plantas contienen un tipo de hierro saludable, llamado «hierro no hemínico», que se absorbe mejor cuando hay poco hierro en el cuerpo y peor cuando ya existe una gran cantidad. De esta manera, obtenemos el hierro que necesitamos sin excedernos. El hierro de la carne es de tipo hemínico, que se absorbe fácilmente tanto si lo necesitamos como si no, lo que puede conducir a un exceso de esta sustancia en el organismo.

En conclusión: las verduras y las legumbres tienen el hierro que necesitamos y en la forma más saludable posible.

Hierro
(miligramos por ración de 1 taza):

Garbanzos	4,7
Alubias pintas	3,6
Uvas pasas	3,1
Col rizada	1,2
Brécol	1,1
Batatas	1,0

Vitamina B$_{12}$: esencial y de aporte fácil

La vitamina B$_{12}$ es esencial para la salud del sistema nervioso y de las células sanguíneas, pero no la crean ni las plantas ni los animales, sino las bacterias. Hay quienes especulan que, antes de la adopción de la higiene moderna, las pequeñas cantidades de bacterias presentes en el suelo, las verduras, las manos y la boca nos aportaban la vitamina B$_{12}$ que necesitábamos. Tanto si están en lo cierto como si no, la higiene moderna ha eliminado esa posibilidad.

La carne y los productos lácteos contienen trazas de vitamina B$_{12}$ porque el tracto intestinal de los animales alberga las bacterias que la producen. Sin embargo, estas fuentes de vitamina B$_{12}$ no son saludables, pues vienen acompañadas de colesterol, grasa «mala» y otros problemas. Además, a mucha gente le cuesta absorber la vitamina B$_{12}$ de los alimentos de origen animal. Muchas personas mayores no producen suficiente ácido estomacal para separar la vitamina B$_{12}$ de las proteínas a las que está ligada. Y muchos medicamentos comunes (como la metformina, que suele usarse para tratar la diabetes de tipo 2, o los antiácidos) interfieren en su absorción. Por eso, aunque estas personas consuman alimentos de origen animal, no absorberán adecuadamente la vitamina B$_{12}$. Por supuesto, la dieta vegana no incluye carne ni lácteos.

Lo más sencillo es tomar un suplemento de vitamina B$_{12}$, a la venta en cualquier farmacia y en las tiendas de alimentos naturales. Según el Gobierno estadounidense, los adultos necesitan 2,4 microgramos al día. La mayoría de las marcas aportan más cantidad (algunas, demasiado). Elige cualquier marca común con una dosis moderada (por ejemplo, 50 microgramos) y tómala diariamente. La encontrarás en dos formas: cianocobalamina y metilcobalamina. Las dos resultan efectivas.

En la dieta vegana es esencial añadir una fuente de vitamina B_{12}. No la omitas. Su deficiencia puede tardar años en desarrollarse, pero sus primeras manifestaciones en el sistema nervioso pueden ser irreversibles.

Vitamina D

La vitamina D, producida por la luz solar en la piel, ayuda a absorber el calcio de los alimentos que consumimos, además de protegernos del cáncer. Con veinte minutos de exposición de la cara y los brazos a la luz solar varias veces a la semana, se obtiene la vitamina D necesaria. Si no te expones al sol con regularidad o si usas un protector solar, puede ser muy útil tomar un suplemento de vitamina D. Se considera segura una dosis diaria de 2.000 unidades internacionales.

¿Necesito realmente tomar suplementos?

Mucha gente se resiste a tomar suplementos de vitamina B_{12} o D porque creen que «la naturaleza debería aportarnos la nutrición que necesitamos». Eso es cierto. Pero ya no vivimos en la naturaleza, sino en Nueva Jersey, Portland, Glasgow, Reikiavik, Oslo, Tierra del Fuego o algún otro lugar donde es muy probable que no haya suficiente luz solar. Si nuestros antepasados hubieran tenido el buen juicio de permanecer en la soleada África oriental, no tendríamos problema alguno en conseguir toda la vitamina D que quisiéramos. Del mismo modo, puede que con las costumbres poco higiénicas que teníamos en el pasado, la vitamina B_{12} producida por las bacterias fuera más abundante que hoy. También es posible que cuando comíamos de manera más saludable fuésemos capaces de absorber la vitamina B_{12} producida por las bacterias de nuestro propio tracto intestinal. ¿Quién sabe? Lo cierto es que los humanos nos hemos alejado de la naturaleza y, por eso, es importante tomar suplementos de vitamina B_{12} y, para quienes no reciben luz solar de manera regular, de vitamina D.

ÁCIDOS GRASOS OMEGA 3

Aunque algunas grasas son peligrosas (por ejemplo, las saturadas, que suben el colesterol), el organismo necesita cantidades pequeñas de grasas buenas. Hay una en concreto, llamada «ácido alfalinolénico» (ALA, por sus siglas en inglés), cuyo nombre no es tan importante como el hecho de que se trata de un ácido graso omega 3 saludable. El organismo lo convierte en otro omega 3 llamado «ácido docosahexaenoico» (DHA, por sus siglas en inglés), que el cerebro utiliza en su funcionamiento. ¿Dónde podemos encontrarlo? Hay trazas de ALA en las hortalizas de hoja verde, las frutas y las legumbres, y mucha mayor cantidad en las nueces y distintas semillas. Si consumes estos alimentos habitualmente, obtendrás las grasas saludables que necesita el organismo.

Hay personas que toman suplementos de omega 3. Algunos de estos productos son veganos, mientras que otros proceden del aceite de pescado. No se han demostrado aún sus beneficios. Una posible desventaja es que afectan al sangrado: podría ser más difícil detener las hemorragias en caso de cortes o cirugías, y habría más posibilidades de sufrir hemorragias internas. Mi consejo es que aproveches las ventajas de las trazas de grasas saludables presentes en las hortalizas de hoja verde, las frutas y las legumbres, y rebajes al mínimo el uso de grasas y aceites no saludables. Es de esperar que la investigación acabe clarificando la acción de los suplementos de omega 3.

Fuentes saludables de omega 3

Nueces
Almendras
Brécol
Berza
Col rizada

Una dieta vegana que se base principalmente en alimentos integrales (sin procesar) te aportará de manera natural todos los nutrientes imprescindibles. Todo el mundo necesita también vitamina B_{12} y, si no recibes suficiente luz solar, te hará falta tomar un suplemento de vitamina D. Pero eso es todo. Merece la pena favorecer el consumo de hortalizas de hoja verde para obtener calcio. La mayoría de la gente no necesita ningún suplemento de multivitaminas ni ninguna otra vitamina (a menos que el médico se la haya recetado de manera específica). Los alimentos te aportarán todos los nutrientes que te hacen falta.

6

El veganismo en todas las etapas de la vida

La dieta vegana es excelente en todas las etapas de la vida. Hay algunas cosas que deben tenerse en cuenta en distintos momentos y este capítulo contiene consejos importantes que permitirán disfrutar de las bondades del veganismo a embarazadas, madres lactantes, bebés, niños y personas mayores.

LA ALIMENTACIÓN VEGANA DURANTE EL EMBARAZO

¿Cuándo pueden empezar los niños con una alimentación vegana? La respuesta es desde el momento de la concepción. Una alimentación a base de vegetales es excelente para el bebé en desarrollo y también para la madre. Las mujeres que continúan con la dieta vegana durante el embarazo pueden tener menos complicaciones que las que siguen una dieta omnívora. Pensemos, por ejemplo, en la preeclampsia, que se manifiesta en una hipertensión peligrosa y afecta al 34 por ciento de las embarazadas. Cuando, hace décadas, se realizaron estudios sobre los historiales médicos de madres veganas, se comprobó que esta afección era mucho menos común en este grupo: se encontró un solo caso de preeclampsia en una muestra de 775 embarazadas, en contraposición a la proporción usual de un caso de cada veinticinco.[17]

Desafortunadamente, las embarazadas reciben innumerables consejos sobre lo que deben y no deben comer, y puede resultarles difícil discernir cuáles merece la pena tener en cuenta. Vamos a examinar las cuestiones más básicas.

¿Cuánto hay que comer?

Sin duda te recordarán todo el tiempo que estás «comiendo por dos», lo cual es cierto, pero no hay que olvidar que uno de ellos es muy pequeño. Es decir, el incremento ha de ser moderado. Según la Academia de Nutrición y Dietética estadounidense, se trataría de unas 340 calorías adicionales diarias en el segundo trimestre (lo que equivaldría a una taza de arroz y una manzana más al día) y unas 450 calorías adicionales durante el tercer trimestre (la misma cantidad de arroz, la manzana y un plátano).[18] No es necesario añadir alimentos proteicos adicionales al menú diario, pues las raciones extra de hortalizas, legumbres y cereales contienen ya proteínas. Y nunca será necesario comer carne, pescado, lácteos ni otros productos de origen animal.

Alimentación para un embarazo saludable

La mejor nutrición proviene de nuestros ya familiares alimentos básicos: hortalizas, frutas, cereales integrales y legumbres (alubias, guisantes y lentejas), además de las vitaminas indicadas para la etapa prenatal.

Prescinde de los lácteos. Como ya hemos visto, las fuentes de calcio más saludables son las hortalizas de hoja verde y las legumbres, y existen muchas otras fuentes, como dijimos en el capítulo 5. Dales prioridad en el menú diario. No hay ninguna necesidad de consumir lácteos y mi consejo es que prescindas de ellos. A continuación explico por qué.

En primer lugar, se sospecha que los lácteos puedan ser determinantes en la aparición de la diabetes de tipo 1. La teoría es que las proteínas de los lácteos desencadenan en el organismo del bebé la producción de anticuerpos que pueden destruir las células del páncreas que sintetizan la insulina. Esta teoría se está investigando en la actualidad, pero los investigadores ya conocen desde hace tiempo tres factores que indican que la hipótesis puede tener algo de cierto: en primer lugar, ciertas proteínas lácteas pueden pasar al torrente sanguíneo; en segundo lugar, los niños que padecen diabetes de tipo 1 tienen en el torrente sanguíneo anticuerpos para defenderse de las proteínas de la leche de vaca en concentraciones mucho mayores que los niños que no desarrollan diabetes, y estos anticuerpos podrían muy bien ser los que les hayan destruido las células encargadas de producir insulina; y en tercer lugar, los niños que nunca han sido expuestos a la leche de vaca tienen menos riesgo de desarrollar diabetes de tipo 1. Dado que desconocemos en qué etapa se es más vulnerable a la diabetes —prenatal, posnatal o primeros años de la infancia—, mi recomendación es que las mujeres embarazadas o las madres lactantes prescindan por completo de los lácteos y que tampoco se los den a los niños.

Prescinde de la carne. Aunque tendemos a pensar en los riesgos de la grasa y el colesterol —o de los alimentos poco saludables en general— en relación con personas ya maduras, es recomendable proteger al bebé ya en la etapa prenatal. Como los productos cárnicos contienen grasa, colesterol y un montón de calorías innecesarias, las embarazadas que consumen carne pueden ganar bastante más peso que las que prescinden de ellos. Engordar en exceso durante el embarazo puede suponer un riesgo para el bebé. Las conclusiones de un estudio reciente realizado con veintitrés mujeres y sus recién nacidos en la Universidad de Sídney, Australia, son especialmente preocupantes. Los investigadores midieron el grosor de las paredes de los vasos sanguíneos de los bebés, algo que puede hacerse fácilmente de un modo no invasivo. Resultó que los bebés nacidos de madres con sobrepeso tenían más gruesas las paredes aórticas. En otras palabras, estos niños habían empezado a padecer una cardiopatía en el propio útero. Estos bebés tienen también más probabilidades de presentar inflamaciones al nacer, lo que se puede medir con la prueba de la proteína C reactiva o PCR.[19] En otras palabras, se encontraron indicios de que las dietas no saludables de las madres estaban dando origen a procesos patológicos en el organismo de los hijos ya antes de nacer, además de sentar las bases de futuros problemas de sobrepeso y un riesgo mayor de sufrir patologías cardíacas y circulatorias. Aunque las enfermedades cardíacas y el daño que sufren las arterias son hasta cierto punto reversibles, lo más efectivo es prevenirlas, razón por la que se recomienda seguir una dieta saludable y bien planificada a base de vegetales desde el primer momento.

No comer pescado durante el embarazo también es beneficioso. Como ya sabes, en muchas especies de peces se acumulan mercurio y otros agentes contaminantes que pueden fácilmente llegar al organismo del bebé en la fase prenatal, algo que evitan quienes siguen una dieta vegana.

CONOCE CUÁLES SON LAS VITAMINAS INDICADAS PARA LA FASE PRENATAL

En las tiendas hay multitud de opciones, pero lo más sencillo es elegir una vitamina prenatal básica. Las veganas (incluidas las marcas que no utilizan hierro) están ampliamente disponibles. Las encontrarás en tiendas de alimentos naturales y en internet.

Si puedes, merece la pena empezar a tomarlas antes de quedarte embarazada. Las vitaminas prenatales contienen ácido fólico, que protege de los déficits neurológicos que pueden darse en las primeras semanas del desarrollo fetal.

Entre las vitaminas prenatales también se encuentra la B_{12}, que, como ya hemos mencionado, es esencial en todas las etapas de la vida. En lugar de tomar una dosis grande cada varios días, como hacen algunas personas (simplemente porque las marcas más comunes vienen en ese formato de dosis grande), es mejor una dosis pequeña a diario, así que con el suplemento de vitaminas prenatales te bastará.

También debes asegurarte de que el producto que estés tomando te aporte vitamina D, que, como hemos dicho, ayuda al organismo a absorber el calcio de los alimentos que consumimos. Ya hemos comentado que normalmente esta vitamina la produce el cuerpo al exponer la piel al sol. Quizá tengas la suerte de recibir con regularidad la luz solar, pero, como mucha gente no se encuentra en ese caso, sobre todo en los meses de invierno, los complejos vitamínicos prenatales contienen vitamina D. También llevan calcio, importante para el desarrollo de los huesos.

Un comentario sobre el hierro, sustancia que se encuentra en abundancia en las hortalizas de hoja verde y las legumbres, y cuya absorción mejora cuando tomas a la vez alimentos ricos en vitamina C (como unas rodajas de naranja en la ensalada, por ejemplo): la mayoría de los complejos vitamínicos prenatales contienen hierro. Desafortunadamente, los suplementos de hierro pueden a veces agravar las náuseas o el estreñimiento. Además, su exceso puede ser nocivo de distintos modos en otras etapas vitales y aumentar el riesgo de sufrir cardiopatías y, posiblemente, incluso Alzheimer. Dado que muchas mujeres obtienen abundancia de hierro cuando comen, algunos expertos aconsejan no tomar suplementos de hierro en las primeras fases del embarazo, sino a partir del segundo y el tercer trimestres, solo si los análisis de sangre muestran que resulta necesario. De todas formas, las embarazadas que no se hagan chequeos para comprobar sus niveles de hierro es mejor que tomen suplementos vitamínicos prenatales que sí lo contengan.

DHA. Hay quien recomienda los suplementos de DHA durante el embarazo. Como vimos en el capítulo 5, el organismo crea DHA a partir de los aceites vegetales naturales presentes en los alimentos. Por ejemplo, el brécol, la col rizada, las nueces y las almendras tienen trazas de los aceites naturales que necesita el cuerpo. Sin embargo, no todo el mundo consume hortalizas de hoja verde y otros alimentos saludables, por lo que sus dietas no guardan el equilibrio correcto de aceites naturales y puede que no sinteticen el DHA necesario. Es en estos casos donde se plantea la cuestión de si usar o no suplementos de este tipo. Algunos expertos creen que pueden proteger el desarrollo del cerebro. Lamentablemente, aún se sigue investigando al respecto y no podemos saber con certidumbre si los suplementos de DHA son beneficiosos. Si decides tomarlos, los encontrarás veganos (provenientes de algas) en las tiendas de comida sana y en internet.

¿Qué pasa con el alcohol? ¿Cuánto alcohol se puede tomar durante el embarazo? La respuesta es nada en absoluto. Ni siquiera un poquito en ningún momento del proceso, incluidas las veces en que intentes quedarte embarazada. Si estás embarazada o podrías estarlo, es importante prescindir del alcohol.

ALIMENTACIÓN VEGANA DURANTE LA LACTANCIA

La lactancia aporta a los bebés la mejor nutrición posible y la dieta vegana proporciona todos los nutrientes que necesitan las madres lactantes tanto para ellas como para la leche que producen. Al principio, la lactancia puede resultar complicada y hasta incómoda, pero se pasa. Te animo a que pidas consejo a miembros de tu familia que hayan vivido la experiencia o a especialistas en lactancia u organizaciones como la Liga de la Leche. Te será muy útil.

Las recomendaciones de alimentación durante el embarazo son igualmente válidas para la lactancia: hay que centrarse en las hortalizas, las frutas, los cereales integrales y las legumbres; no olvidarse del calcio, presente en las hortalizas de hoja verde y las legumbres; y asegurarse de tener una fuente de vitamina B_{12}, que podría obtenerse mediante el mismo complejo vitamínico prenatal que se venía consumiendo o con cualquier otro suplemento habitual. La madre necesita la vitamina B_{12} y también el bebé, que la obtendrá de la leche materna, así que es importante no saltarse esta recomendación. Si la madre no está exponiéndose a la luz solar con regularidad, también necesitará un suplemento de vitamina D. Hay quien recomienda los suplementos de DHA durante la lactancia, aunque siguen sin conocerse a ciencia cierta sus verdaderos beneficios, así que los comentarios de la sección anterior sobre el DHA también se aplican aquí.

Una nota importante: algunos de los alimentos que consume la madre pueden causar cólicos a los lactantes. En unos estudios realizados en 1991 se descubrió que las proteínas de la leche vacuna podían pasar intactas del tracto digestivo de la madre a su torrente sanguíneo y llegar a la leche materna, con lo que el lactante podría recibirlas en cantidad suficiente como para causarle molestias estomacales.[20] Por eso, ten en cuenta que, si tomas helado, queso o un vaso de leche, es posible que pequeñas cantidades de proteína de leche vacuna acaben en la leche que le das al bebé, y eso podría causarle molestias.

Puede suceder lo mismo con otros alimentos. Los estudios realizados señalan como posibles alimentos problemáticos de la dieta materna la leche de vaca, el café, el chocolate, la cebolla y las crucíferas (como el brécol, la coliflor o el repollo). Así que, a pesar de mi predilección por las hortalizas de hoja verde, si al bebé le producen cólicos, recuerda que existen otros alimentos ricos en calcio, como mencionamos en el capítulo 5.

LA ALIMENTACIÓN DE LOS RECIÉN NACIDOS

A los recién nacidos se les debería dar el pecho como mínimo doce meses y hasta los dos años o incluso más. Si no es posible dar el pecho por la razón que sea, existen fórmulas para bebés elaboradas con soja que son una buena alternativa. Recuerda que los bebés necesitan leche de fórmula, no la de soja que compramos para beber o mezclar con los cereales.

Cuando tienen cinco o seis meses los bebés ya pueden comer algún alimento sólido. Los cereales calientes enriquecidos con hierro son una buena alternativa para empezar, porque en ese momento el bebé estará a punto de agotar las reservas de hierro que obtuvo en el seno materno. Mezcla los cereales con un poco de leche materna o de fórmula elaborada con soja.

No le des trigo al bebé hasta que tenga como mínimo ocho meses: a veces produce alergias.

Otros alimentos ricos en hierro que puedes darle al bebé son el puré de lentejas o de remolacha, las espinacas mezcladas con zumo de frutas, o cereales humedecidos y calientes con un poco de melaza. Lo mejor es introducir un alimento nuevo y simple cada una o dos semanas.

La alimentación entre los seis
y los ocho meses

Aproximadamente a los seis meses, puedes aventurarte un poco más con la comida:

- Hortalizas muy cocidas y machacadas: patatas, judías verdes, zanahorias y guisantes.
- Fruta: plátano machacado, aguacate, melocotones pasados por el pasapuré y compota de manzana.

Aproximadamente a los ocho meses se le puede empezar a dar al bebé pan, galletas y cereales secos. Estará ya también listo para alimentos con mayor cantidad de proteínas, como alubias muy cocidas y machacadas o tofu.

No hay ninguna necesidad de que los bebés coman carne, lácteos o huevos. Como ya hemos visto, estos productos les crean los mismos problemas que a los adultos. Los lácteos son una causa bien conocida de estreñimiento en los bebés que puede provocar hemorragias y otros problemas. La conexión con la diabetes de tipo 1 que mencionamos en el capítulo anterior también se puede aplicar aquí. Sé que puede ser complicado evitar las comidas nocivas en esta edad, sobre todo cuando estás viajando, en fiestas y casos similares, por eso en el capítulo 8 encontrarás muchas recomendaciones al respecto.

LA ALIMENTACIÓN EN LA ETAPA DE CRECIMIENTO

Tras dejar de tomar el pecho, la dieta de los niños no es tan distinta de la de los adultos y debe basarse en nuestros ya familiares alimentos básicos: hortalizas, frutas, cereales integrales y legumbres. Aquí tienes unas recomendaciones sencillas para la alimentación infantil:

- **Usa alimentos simples.** La mayoría de los niños prefieren alimentos simples, por lo que el maíz, las zanahorias o las judías verdes les serán más apetecibles que alimentos de sabor más complejo (como los espárragos a la plancha o los corazones de alcachofa marinados, por ejemplo), pero dales la oportunidad de que comprueben lo que les gusta.
- **Dales tentempiés.** Los niños son superactivos, pero tienen el estómago pequeño, por lo que resultarán muy prácticos los tentempiés sanos, como la fruta fresca, la leche de soja o las galletas saladas.
- **Prescinde de los productos de origen animal.** Recuerda que las patologías arteriales comienzan en la infancia. Por eso, los niños no deberían comer carne, lácteos, huevos ni grasas nocivas. Y, por si te lo estabas preguntando, no les hace falta comer carne para crecer con normalidad.[21] Como vimos en el capítulo 5, es fácil obtener todos los nutrientes necesarios con la dieta vegana. Los niños crecen sanos con dietas saludables a base de vegetales.
- **Prueba con la soja.** Los productos de soja (salchichas veganas, tofu, etc.) no entrañan ningún riesgo. Aunque se haya dicho que los productos de soja contienen «hormonas» que pueden provocar cáncer de mama o la feminización de los niños, la verdad es justo la contraria. Las niñas que se desarrollan alimentándose con leche de soja, tofu u otros productos de soja tienen menos riesgo de contraer cáncer, y los niños no sufren ninguna disfunción en su fertili-

dad, masculinidad, capacidades atléticas ni nada por el estilo. Además, si estos productos llevan la etiqueta «orgánico», no pueden elaborarse con soja modificada genéticamente. Encontrarás información adicional sobre este punto en el capítulo 10.

- **Déjales que te ayuden.** En función de su edad, permitir que los niños ayuden a preparar la comida puede hacer que aumente mucho su interés en probar nuevos alimentos. Hasta los más pequeños pueden ayudar a separar las hojas de lechuga. Si los implicas en la preparación de la comida estimularás su autoconfianza, les ayudarás a desarrollar la motricidad y puede que hasta les sirva para entender algunos conceptos matemáticos.

- **Incluye frutos secos y semillas.** Aunque los frutos secos, las mantequillas hechos con ellos y las semillas son muy calóricos y ricos en grasas, la mayoría de los expertos son más permisivos con estos alimentos en el caso de los niños en edad de crecimiento que cuando se trata de adultos que necesitan controlar su peso.

- **Complementa con vitamina B$_{12}$.** Los lactantes obtienen esta vitamina de la leche materna o de fórmula. Cuando dejan el pecho, la cantidad recomendada va aumentando de 0,9 microgramos para los niños de un año a 2,4 microgramos para los de catorce. Los suplementos y complejos vitamínicos más habituales contienen estas cantidades y superiores. La B$_{12}$ es esencial para niños y adultos.

Los niños que se crían con la saludable dieta vegana están enormemente protegidos en términos de salud. El riesgo de padecer enfermedades del corazón, cáncer, obesidad, diabetes y otras dolencias disminuye drásticamente. Los que nunca beben leche de vaca tienen el mismo desarrollo óseo que los que sí consumen este tipo de leche. Y los que prescinden de la carne se crían igual de bien o mejor que los que sí la comen. Los niños veganos tienen un crecimiento normal y están más protegidos frente al sobrepeso, la diabetes, la hipertensión, el asma y otros problemas de salud habituales entre sus compañeros no veganos.

PLANIFICA DE FORMA SENCILLA LAS COMIDAS INFANTILES

En la siguiente tabla encontrarás las raciones diarias que pueden resultar apropiadas para niños en edad de crecimiento. Se trata de estimaciones, pues cada niño es diferente. Supervisa su peso y ajusta las raciones como corresponda.

MENÚ DIARIO

para niños de 2 a 3 años

DESAYUNO

Gachas de avena: ½ taza con 2 cucharadas de pasas preparadas
con unos 100 ml de leche de soja

Agua

TENTEMPIÉ

Manzana: ½ manzana troceada
(sin piel para los niños más pequeños)

COMIDA

Sándwich de mantequilla de cacahuete y plátano, preparado
con 1 rebanada de pan integral, 2 cucharadas de mantequilla
de cacahuete y ¼ de plátano

TENTEMPIÉ

Zanahorias y humus: 2 cucharadas de humus
y ½ taza de palitos de zanahoria

CENA

Legumbres y arroz: ¼ de taza de lentejas cocidas
y ½ media taza de arroz cocido

½ taza de brécol asado

MENÚ DIARIO
para niños de 4-8 años

DESAYUNO
Tostadas con mantequilla de almendra: 2 rebanadas de pan integral tostado con 2 cucharadas de mantequilla de almendra

Agua

TENTEMPIÉ
Batido de frutas y verduras: 1 taza de espinacas, 1 taza de uvas, 1 taza de leche de soja, ½ pera

COMIDA
Tacos de alubias: 2 tortillas de harina de trigo o de maíz, ¼ de taza de alubias negras, ¼ de taza de arroz, ¼ de taza de maíz, ½ taza de lechuga, 2 cucharadas de salsa mexicana

Agua

TENTEMPIÉ
Batata asada espolvoreada con canela

Agua

CENA
Pasta con verdura salteada y tofu: 1 taza de pasta cocida, ½ taza de tofu cocido, 1 cucharada de semillas de sésamo, ½ taza de zanahorias, ½ taza de repollo

Agua

	De 2 a 3 años	De 4 a 8 años	Ración
Fruta	1 ración	1 ½ raciones	1 taza de fruta, ½ taza de pasas
Hortalizas	1 ración	3 raciones	1 taza de hortalizas
Legumbres	2 raciones	6 raciones	1 cucharada de mantequilla de frutos secos, ¼ de cucharada de legumbres cocidas, 2 cucharadas de humus, ¼ de taza de tofu cortado en dados
Cereales	3 raciones	2 ½ raciones	1 rebanada de pan, ½ taza de cereales cocidos, ½ taza de pasta cocida
Productos lácteos	2 raciones	2 ½ raciones	1 taza de leche de soja

Los niños alcanzan enseguida la edad en la que comen esencialmente como los adultos. Para ellos, el patrón de alimentación saludable se basará en los mismos grupos de alimentos de los que venimos hablando, teniendo además en cuenta lo que mencionamos sobre los suplementos en los capítulos 2 y 5.

ADULTOS DE EDADES AVANZADAS

Es en edades avanzadas cuando más factura pasan las enfermedades relacionadas con la dieta, como las cardiopatías, la diabetes, la hipertensión o el cáncer. Por eso, en estas edades la dieta vegana es más importante que nunca. Aquí van unos apuntes:

Céntrate en las hortalizas. Las hortalizas de color verde oscuro son ricas en calcio para la salud de los huesos, importantes para prevenir el cáncer y aportan, además, micronutrientes que ayudan a prevenir la degeneración macular, una causa habitual de la deficiencia visual.

Alimenta el cerebro. Como vimos en el capítulo 4, los estudios muestran que el Alzheimer es menos común en las personas que evitan la grasa saturada de los lácteos y las carnes y que también prescinden de las grasas trans presentes en algunos aperitivos industriales. En el capítulo 4 encontrarás otras medidas para proteger el cerebro.

Vitaminas B_{12} y D. Las personas mayores tienen mayor riesgo de deficiencia de vitamina B_{12}. La razón es que crean menos ácido estomacal, necesario para separar la B_{12}

de las proteínas. Además, muchas personas mayores toman metformina (recetada habitualmente para la diabetes de tipo 2), antiácidos u otros medicamentos que interfieren con la absorción de la vitamina B_{12}. Esta es otra razón para optar por los suplementos de vitamina B_{12}, que se pueden absorber sin ácido estomacal. Y si no recibes suficiente sol a diario, también debes tomar un suplemento de vitamina D, como vimos en el capítulo 5. Si optas por un complejo vitamínico, evita los que tienen hierro o cobre añadidos.

Los medicamentos

Si estás tomando medicamentos para la diabetes, la hipertensión u otras dolencias, avisa al médico cuando cambies a la saludable dieta vegana, pues podrías tener que disminuir las dosis. Además, algunos medicamentos causan estreñimiento, por lo que los alimentos ricos en fibra (legumbres, hortalizas, frutas y cereales integrales) son particularmente importantes.

Si tomas anticoagulantes...

Si tomas un anticoagulante llamado warfarina (que se vende bajo la marca Coumadin) para evitar la formación de coágulos en la sangre que pueden provocar derrames cerebrales, un ataque al corazón u otros problemas, es posible que el médico te haya dicho que debes evitar las verduras. Lo que subyace en esta recomendación es que la warfarina funciona bloqueando la vitamina K, que participa en el

proceso de la coagulación. Como las verduras tienen vitamina K, el médico cree que interferirán en la acción anticoagulante de la warfarina.

La mejor medida no es evitar las verduras, sino simplemente mantener su consumo más o menos estable de un día
para otro; de esa manera el médico podrá fijar la dosis de
warfarina y mantenerla estable. Y, por supuesto, muchos
médicos están recetando anticoagulantes nuevos que no
plantean este problema en absoluto.

Como hemos visto, la alimentación a base de vegetales
es excelente para todas las etapas de la vida. En el próximo
capítulo vamos a ver cómo preparar las comidas de forma
rápida y fácil.

7

Fácil y rápido

Hemos hablado mucho sobre por qué hacerse vegano, pero ahora vamos a tratar algo muy importante: cómo lograrlo. ¿Tienes poco tiempo para cocinar? ¿No estás por la labor de convertirte en un chef gourmet? ¡Nos pasa a muchos! Por suerte, la preparación de las comidas veganas es sencillísima. Vamos a ver unos cuantos atajos que te ahorrarán tiempo y también a desmitificar el momento de las compras.

Alimentos congelados

Los alimentos congelados son rápidos y cómodos. Mira en las cámaras frigoríficas de las tiendas de alimentos naturales o el supermercado: junto a las pizzas cargadas de queso encontrarás pizzas veganas con todo el sabor y ninguno de sus puntos negativos. También encontrarás burritos veganos, hojaldres, curris e infinidad de comidas preparadas, listas para meter en el horno o el microondas.

Acuérdate de coger, mientras estás en la zona de congelados, espinacas, zanahorias y brécol ya troceados, y coles de Bruselas. Puedes hacer estas verduras al vapor en solo unos minutos y su valor nutritivo es equivalente al de las que compras frescas.

Alimentos envasados

La sopa, las hortalizas y las legumbres envasadas son también cómodas y rápidas y encontrarás fácilmente marcas bajas en sal.

Comida preparada

En muchas tiendas de alimentación hay secciones de comida fría y caliente preparada a diario. Este es un modo fabuloso de probar nuevas verduras y sabores para luego cocinar esos mismos platos en casa.

Recetas ultrafáciles

Algunas recetas son muy rápidas. Prueba mi receta de humus, por ejemplo (p. 162). En diez minutos tendrás una cantidad que te servirá para los sándwiches de toda una semana. También hay recetas que no son realmente tan rápidas, pero que no te quitarán tiempo. Al principio, me negaba a cocinar legumbres desde cero porque me imaginaba que perdería muchísimo tiempo. Entonces me di cuenta de que realmente no hacía falta que estuviera supervisando la cocción (véase el recuadro de la página siguiente, «Cocer legumbres»). Lo mismo pasa con el arroz. Mi receta de arroz es sencillísima y deliciosa y no requiere prácticamente ningún esfuerzo manual («Arroz integral perfecto», p. 173).

Cocer legumbres

Sí, las legumbres se hacen prácticamente solas. Primero tienes que ponerlas en remojo como mínimo 6 horas (o toda la noche). Luego escúrrelas y añádeles agua (por lo menos dos medidas de agua por una de legumbres). Ponlas a hervir a fuego lento hasta que estén muy blandas. Suelen tardar aproximadamente 1 ½ horas. Si prefieres usar una olla a presión, se cocerán mucho más rápido y, además, puedes dejar la olla al fuego sin supervisión. También puedes usar una olla de cocción lenta. Mientras se cuecen las legumbres podrás hacer otra cosa. Al final tendrás una gran cantidad de legumbres que podrás repartir en recipientes más pequeños para usarlos posteriormente.

Servicios de entrega a domicilio

Muchas tiendas de alimentación disponen de servicios de entrega a domicilio. Con solo hacer el pedido por internet, tendrás en tu casa la compra en el tramo horario de tu elección. También hay servicios de entrega a domicilio que te llevan a casa los ingredientes necesarios para la receta que elijas y que podrás preparar cuando te venga bien.

Cocinar el fin de semana

Puedes hacer una cantidad grande de sopa, lasaña u otros platos el sábado o el domingo y dividirla en raciones para la semana siguiente. También puedes hacer suficiente cantidad como para congelar raciones. Así dispondrás de una excelente comida casera que podrás descongelar cuando andes escaso de tiempo.

Consejos para comprar y ahorrar

Hay gente que cree que los alimentos veganos son caros. Puede que sea cierto si hablamos de sushi de espárragos orgánicos hecho a mano o de cualquier otro producto exótico, sea vegano o no. Pero, por regla general, los alimentos veganos son los más baratos de las tiendas. Piénsalo. Una bolsa de legumbres o de arroz cuesta poquísimo. Las batatas, las verduras congeladas y las legumbres envasadas son también muy económicas. Al prescindir de la carne, el queso y otros alimentos no veganos, ahorrarás un montón, y muchas tiendas cuentan con venta a granel, que te permitirá ahorrar aún más.

Lee bien la etiqueta de los productos

Cuando estés en la tienda lee bien las etiquetas de los productos que nunca hayas comprado antes. Si te parece que pierdes mucho tiempo, piensa que solo tendrás que leerla una vez. Algunos fabricantes facilitan las cosas poniendo «Apto para veganos» en un lugar bien visible.

Los ingredientes se detallan por peso comenzando por el que se utiliza en mayor cantidad. Comprueba si aparecen productos de origen animal, como leche, huevos y sus derivados (caseína, caseinato, suero lácteo, albúmina o lactoalbúmina).

La información nutricional de la etiqueta detalla los valores de colesterol, que debe ser cero (el colesterol proviene de los productos de origen animal), y de grasa saturada, que debe ser cercano a cero. Si tu meta es adelgazar, com-

Información nutricional	
Ración de 1 taza (245 g)	
Raciones por envase aproximadamente 2	
Cantidad por ración	
Calorías 90	Calorías provenientes de grasas 0
	% diario*
Total de grasas 1,5 g	2 %
Grasas saturadas 0 g	0 %
Grasas trans 0 g	0 %
Colesterol 0 mg	0 %
Sal 290 mg	12 %
Total de carbohidratos 17 g	6 %
Fibra dietética 3 g	12 %
Azúcares	5 g
Proteínas	3 g
Vitamina A 6 % •	Vitamina C 6 %
Calcio 2 % •	Hierro 6 %
* Los porcentajes diarios están calculados para una dieta de 2.000 calorías	

prueba también el valor total de las grasas. Deberás optar por productos que no contengan más de 23 gramos de grasa por ración. Por cierto, recuerda que, si el tamaño de la ración es, digamos, una galleta y normalmente te comes dos, deberás doblar la cantidad de grasa para tener una idea precisa de lo que estás consumiendo realmente. Los niveles de sal varían mucho de un producto a otro.

Para ver las cosas en contexto, ten en cuenta que las autoridades sanitarias recomiendan limitar la sal a 1.500-2.000 miligramos al día.

Vamos a ilustrar todo esto con una menestra envasada. La lista de ingredientes comienza con agua, seguida de tomates troceados, cebollas troceadas, zanahoria, alubias rojas, patata y apio, y no aparecen productos de origen animal. En la etiqueta de información nutricional (véase p. 97) aparece un colesterol de valor cero, como cabía esperar. El contenido en grasas saturadas también es de cero (buenísimo para el corazón) y el total de grasas es de solo 1,5 gramos en una ración de 1 taza, cosa que también está bien. El contenido de sal es correcto, 290 miligramos. De modo que este producto es vegano por los cuatro costados, bajo en grasa y una elección excelente.

Hemos visto, pues, que la dieta vegana no requiere pasar más tiempo del que tú quieras en la cocina. Se ajusta a cualquier estilo de vida. En el próximo capítulo vamos a hablar de cómo comer sano en los viajes o fuera de casa en general.

8

Comer fuera de casa: trabajo, restaurantes, viajes y fiestas

Comemos fuera de casa cada vez más: en el trabajo, en restaurantes o porque viajamos. Vamos a ver cómo encontrar opciones veganas estés donde estés.

COMER SANO EN EL TRABAJO

Cada vez es más fácil comer bien en el trabajo. La mayoría de los lugares de trabajo disponen de frigorífico y microondas, por lo que resulta sencillísimo calentar comida congelada, una lata de sopa o sobras. Si no tienes acceso a ninguna de estas dos cosas, sigue siendo fácil comer sano. Aquí tienes algunas ideas.

> Si en el trabajo no hay frigorífico o microondas, ¡no pasa nada! Hay recipientes con aislante que mantienen la comida caliente o fría durante horas.

Humus. Elabóralo tú mismo (véase p. 162) o cómpralo en una tienda y guárdalo en el frigorífico. Así lo tendrás listo para untarlo en un sándwich con lechuga y tomate o para comerlo con colines o galletitas.

Sopas y cremas. Tendrás siempre al alcance de la mano una comida fácil y rápida si guardas un sobre de sopa en el cajón de la mesa de trabajo. Existen muchas variedades apetitosas de sopa en el mercado, tanto envasadas como en polvo.

Fruta fresca. Los plátanos, las naranjas, las manzanas, las peras, las uvas y las pasas son tentempiés sanos que se pueden transportar bien. Lleva extra para compartir.

Sándwiches. Añade beicon vegetariano, *tempeh* o pepino a la típica combinación de tomate y lechuga. Puedes acompañar la lechuga, el tomate y un sustituto vegano de carne con mostaza o una mayonesa vegana.

Fiambrera de arroz. Cocina arroz integral en casa (véase la receta «Arroz integral perfecto», p. 173) y ponlo en un recipiente hermético. Añádele brécol cocido u otras hortalizas de hoja verde, almendras, garbanzos, tofu u otros aderezos, y alíñalo con salsa de soja. También puedes preparar esta comida en grandes cantidades, repartirla en recipientes y guardarlos en el frigorífico para tener a mano una comida sabrosa ya preparada a lo largo de la semana.

FIESTAS EN EL TRABAJO

Cuando haya alguna celebración en la oficina, lleva un poco de helado vegano, fruta fresca, patatas asadas con salsa mexicana u otra cosa para compartir. Si la celebración es en un restaurante, habla con los organizadores del evento sobre opciones de establecimientos y anímate a llamar al restaurante elegido con antelación para asegurarte de que tengan la comida que quieres.

La cafetería de la empresa

Es fácil que las cafeterías de las empresas dispongan de opciones veganas: barritas de cereales para desayunar y ensaladas para comer, sopa de verduras o de guisantes, chili vegano, hamburguesas vegetarianas, y abundancia de verduras y fruta fresca. Si en la cafetería de tu trabajo no tienes muchas opciones, habla con el encargado para contarle que tú y otros colegas estáis deseando que el menú se amplíe y que les va a compensar.

Comida sana en los restaurantes

Existen cada vez más restaurantes veganos de calidad. El famoso Sublime, en Fort Lauderdale (Florida), sentó las bases de esta tendencia bajo los auspicios de la propietaria, Nanci Alexander, con sus cascadas, sus pinturas originales y un menú diverso y vegano cien por cien. Hoy, muchos otros establecimientos han seguido su estela y en cualquier barrio de cualquier parte del mundo se encuentran restaurantes veganos, desde los más informales hasta los más elegantes. También hay muchos que no son veganos cien por cien, pero sí ofrecen algunos platos veganos, y los chefs cada vez son más creativos.

Aquí tienes algunas ideas:

Italianos. Estos restaurantes ofrecen infinidad de opciones veganas, desde *bruschettas* y deliciosas ensaladas y sopas (menestras, lentejas y *pasta e fagioli*) hasta espaguetis normales o finos u otros tipos de pasta aderezados con setas salteadas, corazones de alcachofa, salsa *all'arrabbiata* o *marinara*, además de espárragos a la plancha, espinacas u otras hortalizas saludables. Solo tienes que pedir que no añadan queso y evitar las salsas que lleven nata.

Puede que tengas que pedirle al chef que no se emocione con el aceite de oliva. A veces se exceden un poco, algo que suele pasar en muchas otras gastronomías.

Pizzerías. En estos restaurantes están acostumbrados a que los clientes pidan que se cambie el queso por un poco más de salsa de tomate, además de champiñones, espinacas, aceitunas, cebolla, pimiento morrón o jalapeños. Si vas a compartir la pizza con alguien que no sea vegano, puedes pedir que pongan el queso, la carne y otros ingredientes no veganos solo en una mitad de la pizza y que la otra mitad sea como tú quieras.

Chinos (incluidos los de comida de Hunan, de Sichuan y la cantonesa). Sirven platos deliciosos con verduras, tofu, arroz y fideos, y, a veces, sucedáneos de carne. Algunos incluso tienen menús especiales, que ofrecen normalmente a los clientes chinos, con una amplia gama de sabrosas hortalizas de hoja verde salteadas con ajo. Pide una buena ración de arroz y dale sabor utilizando el plato principal como aderezo. **Mexicanos.** En estos restaurantes sirven burritos de alubias, fajitas vegetales, enchiladas de espinacas, y arroz con alubias y salsa picante. Normalmente ofrecen también frutas tropicales frescas. Si en el restaurante añaden manteca de cerdo a las alubias aduciendo que es un condimento «tradicional», podrías recordarles que los indios cocinaban alubias en América mucho antes de que los españoles llevaran los cerdos al continente, y el colesterol con ellos.

Japoneses. Son una elección especialmente buena. No solo sirven muchos platos a base de vegetales y condimentados con delicadeza, sino que también emplean muy poco aceite. Pide de entrante edamame y una ensalada de hortalizas de hoja verde o de algas, y, a continuación, sushi con pepino, espárragos, tofu u otros ingredientes vegetales. La sopa de miso suele ser vegana, aunque no siempre, así que es mejor preguntar.

Vietnamitas, tailandeses y otros asiáticos. Sirven platos exquisitos elaborados con arroz, hortalizas, tofu y salsas deliciosas. Podrás pedir sabrosas sopas, rollitos de primavera, crepes, verduras salteadas con ajo y gran cantidad de platos de pasta. No tendrán problema en omitir los ingredientes de origen animal si lo solicitas.

De Oriente Próximo. Estos restaurantes sirven falafel, humus, tabulé y cuscús, y otros platos vegetales muy sabrosos. Si buscas una opción culinaria deliciosa y saciante, la de Oriente Próximo es una gastronomía excelente donde se utilizan muchas especias, hierbas y aderezos llenos de sabor.

Indios. Siempre tienen comida vegetariana: samosas, *popadams*, *dal* y platos principales elaborados con espinacas, lentejas, garbanzos, patatas y otras hortalizas saludables. Su principal punto débil es la tendencia a empapar los alimentos en leche, *ghee* o aceite, ninguno de los cuales hará bien alguno a tus arterias o tu línea. Afortunadamente, muchos preparan hoy en día platos veganos con menos aceite y en la mayoría te harán cualquier plato sin añadir leche ni *ghee* si lo pides.

Etíopes. Ofrecen platos sencillos y sabrosos elaborados con lentejas, guisantes, patatas, judías verdes, repollo, tomates y pimientos picantes, servidos con un pan blando sin levadura llamado *injera*.

Asadores. Será bastante habitual que tus amigos o familiares se reúnan en este tipo de restaurantes. Sorprendentemente, los asadores suelen enorgullecerse de sus platos vegetales y los dueños son conscientes de que algunos clientes buscan opciones veganas. Pide una parrillada vegetal, una patata asada con salsa mexicana o marinera, o un plato de pasta.

COMIDA RÁPIDA

Muchos restaurantes de comida rápida ofrecen opciones veganas, que suelen ser las más baratas del menú. Aquí van algunos:

Taquerías. En estos restaurantes se sirven burritos de alubias y burritos vegetales, y te sustituirán sin problema la carne de los tacos por alubias. Prescinde del queso y añade jalapeños troceados, lechuga, tomate, cebolla y cualquier otra cosa que te guste. Hay muchos modos de veganizar la oferta del menú. Por ejemplo, con el burrito de 7 de capas de Taco Bell solo hay que eliminar el queso y la crema agria. Y en cualquier taquería te harán sin problema un taco totalmente vegano o un burrito de alubias negras.

Bocadillerías. En establecimientos como Subway suelen tener una sección dedicada a productos vegetales y te harán bocadillos de lechuga, tomate, pepino, aceitunas, espinacas, pimientos y quizá champiñones salteados. Rocía el relleno del bocadillo con vinagre de vino tinto para darle más sabor. También te tostarán el pan si lo pides.

Hamburgueserías. Suelen tener hamburguesas vegetales en el menú. En algunas se sirven patatas asadas, que se pueden acompañar de hortalizas al vapor.

Restaurantes de estilo familiar. Ofrecen hamburguesas vegetales, platos de pasta y gran cantidad de hortalizas y verduras de guarnición que se pueden combinar para crear un plato vegano.

Comida preparada. Hay tiendas de alimentación que, aunque no sean restaurantes de comida rápida, sí disponen de secciones de comida preparada, tanto fría como caliente, que te permitirán disponer de un buen plato en cuestión de minutos.

Trucos para los restaurantes

Desayunos en cafeterías. Encontrarás sitios donde puedes pedir champiñones, espinacas, espárragos, tomates o cebolla a la plancha (o sea, todo lo que podría ir en una tortilla francesa, pero sin el huevo) con una tostada de pan de centeno (sin mantequilla) y patatas.

La mayoría de los restaurantes pueden satisfacer las necesidades de los veganos y los de comida «internacional», del tipo que sean, no tendrán problema en elaborar comida vegana estés donde estés. Pero si quieres investigar un poco más, usa internet para curiosear menús de restaurantes (aunque a veces las versiones en línea reflejan solo una parte de lo que ofrece el establecimiento). Cuando vayas a visitar una ciudad por primera vez, puedes hacer una búsqueda en Google o Yelp para encontrar restaurantes veganos. Hay también sitios web y aplicaciones (como HappyCow, VeganXpress, Vegan NYC) que te pueden ayudar. No olvides llamar antes de acudir al restaurante para no encontrártelo cerrado ese día.

Da buenas propinas. Como seguramente tu cuenta será de las más bajas de la facturación del restaurante ese día, el porcentaje de propina habitual podría ser demasiado poco, sobre todo si se han esforzado a tope por atender tus necesidades. Tu generosidad dará buena fama a los veganos.

Aliños saludables. Las típicas salsas y aliños para ensalada son grasos y calóricos. Hay opciones mejores, como el vinagre balsámico, el vinagre de arroz con especias o el limón exprimido. Si pides que te pongan a un lado los aliños y las salsas, podrás controlar mejor la cantidad que tomas. Espolvorea toda la pimienta que quieras para dar a los platos un toquecito picante.

De viaje

La clave para comer sano mientras estás de viaje es planificar con antelación. He aquí unos consejos:

Viajes en tu coche. Puedes, por supuesto, parar por el camino en sitios de comida rápida, guiándote por la lista que hayas elaborado al investigar por internet. Pero también puedes llevar comida de casa:

- Plátanos, manzanas u otra fruta apropiada para llevar en el coche
- Barritas de proteínas, barritas de muesli bajas en grasa o surtidos de frutos secos
- Fruta deshidratada
- Compota de manzana o macedonia de frutas envasada
- Minizanahorias o rodajas de pepino
- Tortitas de arroz y crema de alubias para mojar
- Briks pequeños de leche de soja o de almendras
- Sándwiches de mantequilla de cacahuete y mermelada o jalea

Viajes en avión. En los vuelos internacionales te sirven comida vegana si avisas hasta con cuarenta y ocho horas de antelación. En los vuelos nacionales el servicio de aperitivos es limitado (puede que ofrezcan humus y galletas saladas, por ejemplo); por eso es mejor que te prepares un sándwich o compres unos plátanos en el aeropuerto.

En los hoteles. En los de precio medio de Estados Unidos suele haber frigoríficos y microondas en las habitaciones (pregunta al reservar), así que podrás pasarte por una tienda y aprovisionarte de comida congelada, fruta fresca, sopas instantáneas y legumbres envasadas o lo que te apetezca, además de guardar lo que te haya podido sobrar de una comida en un restaurante. Los desayunos los tendrás solucionados con comprar un cuenco y cereales para hacer gachas. Algunos hoteles de larga estancia suelen disponer de cocinas completas.

Cuando pidas comida en un restaurante o al servicio de habitaciones de un hotel, recuerda que el menú es solo una sugerencia. Lo normal es que el cocinero pueda prepararte unas gachas o hacerte espárragos, champiñones y tomates a la plancha para desayunar. Seguramente puedan cocinarte unos espaguetis con salsa de tomate, una parrillada de verduras o una hamburguesa vegetal para comer o cenar. No tengas miedo de preguntar; las reacciones te sorprenderán gratamente.

No pierdas el ritmo en las fiestas

Imaginemos que te invitan a una fiesta. ¿Qué harás con tu propósito de comer sano? ¿Habrá algún plato vegano? ¿Rechazarás la comida poco saludable que te ofrezcan y herirás los sentimientos de los anfitriones? No te preocupes. Aquí tienes unos consejos que te facilitarán la vida:

Ofrécete a llevar algo. Lo peor que puedes hacer es no advertir sobre tu veganismo. Si los anfitriones se enteran después, podrían sentirse mal. Cuando recibas una invitación para cenar en casa de alguien, avisa con antelación sobre tu dieta vegana y di que no quieres causar molestias. Luego ofrécete a llevar algo de comer. Por supuesto, te dirán que no, que hay de todo; pero, de esta manera, les habrás hecho saber del modo más cortés posible cuáles son tus preferencias alimentarias.

Lleva un obsequio. Llegar a una fiesta con un obsequio de fruta, una selección de salsas para mojar o cualquier otra cosa es un gesto de cortesía. Y si los anfitriones lo sirven, habrás ampliado las opciones veganas de la fiesta.

No llegues muerto de hambre. Vas a una fiesta a ver amigos o familiares, no a atiborrarte de comida. Si tienes mucha hambre, tómate algo antes; así no dependerás de un menú hecho por otra persona.

Anfitriones un poco insistentes. A veces los anfitriones pueden presionar un poco e insistir en que comas algo que preferirías evitar. No olvides que lo que están intentando es ser hospitalarios. Así que ten siempre un plato a mano con algo de comida (a los anfitriones les encanta llenar platos vacíos) y hazles uno o dos cumplidos sinceros para que desvíen de ti su atención.

¿SE SIENTEN LOS DEMÁS CULPABLES?

Cuando la gente se entera de que no estás comiendo alimentos de origen animal, a veces se sienten cohibidos o incluso un poco culpables. Puede que se lancen a decir sin que tú les preguntes algo del tipo «Pues yo creo que como carne unas dos veces al mes», o quizá te planteen preguntas como «¿Usas calzado de cuero?» o «¿No se supone que los seres humanos comen carne?». Tú no has preguntado nada, pero ellos quieren dejarte claro lo que piensan.

Te sugiero que ofrezcas brevemente tu experiencia si lo deseas y que menciones un libro como este o un documental o un sitio web que a ti te hayan resultado útiles, y no le des más vueltas. Siéntete libre de compartir tu experiencia, pero no te pongas a hacer proselitismo. Una vez plantada una semilla, germinará a su debido tiempo.

Esta es otra razón por la que los obsequios son buena idea. Cuando llevas algo para que los demás lo prueben, disipas dudas y positivizas.

9

Los baches del camino

La dieta vegana ofrece abundantes recompensas y la mayoría de la gente la encuentra más fácil de llevar de lo que imaginaban. De todas formas, al internarnos en caminos nuevos es normal tropezar con algún bache que otro. Vamos a hablar de las cuestiones inesperadas que pueden surgir.

No pierdo peso lo bastante rápido

La dieta vegana suele hacer perder peso más o menos automáticamente. Pero si no sucediera así o si no adelgazases lo bastante rápido, comprueba que no se esté dando alguna de las siguientes circunstancias:

1. Asegúrate de que estás eliminando por completo de la dieta todos los productos de origen animal. Recuerda que tienen grasa y calorías y nada de fibra, que ya sabemos que sacia el apetito.
2. Embárcate en una misión de búsqueda y eliminación de alimentos grasos. Recuerda que cada gramo

de grasa o aceite equivale a nueve calorías, incluso en el caso de las grasas «buenas». Por eso, si consumes mucho aceite, frutos secos o aguacate, lo más probable es que tu peso se quede estancado.

3. No prescindas de los carbohidratos saludables. Hay gente que huye del arroz o las batatas porque cree que engordan, pero recuerda que estos alimentos han mantenido esbeltos a los asiáticos durante siglos, hasta que los hábitos alimentarios occidentales introdujeron la carne, la leche y el queso en estos países. Con lo que la gente se estanca a veces es con los aderezos grasos: la mantequilla con el pan, las salsas con el arroz, etc. Así que ten cuidado con cómo preparas los carbohidratos saludables, pero no prescindas de ellos.

4. Come más alimentos crudos: la fruta fresca, las zanahorias y las ensaladas son saciantes y bajas en calorías.

5. Asegúrate de estar bien hidratado. A veces se confunde la sed con el hambre.

6. ¡Toma sopa! La mayoría de las sopas veganas (excepto las variedades cremosas) son bajas en calorías y muy saciantes.

7. Evita comer a última hora de la noche. Vete a la cama.

8. No cuentes con que el ejercicio te va a hacer perder peso. Tiene muchos beneficios, pero el efecto de pérdida de peso es muy leve. No es un sustituto de los cambios de alimentación.

Estoy perdiendo demasiado peso

Si te parece que estás adelgazando demasiado, primero comprueba tu índice de masa corporal (IMC) para ver si tu peso está dentro de lo saludable o no. Puedes hacerlo fácilmente con cualquier calculador del IMC que encuentres en internet. Si el resultado está entre 18,5 y 24,9, entonces tienes un peso saludable.

Si realmente pesas menos de lo normal, coméntalo con tu médico para que compruebe que no hay ningún problema de salud que deba preocuparte. Si se trata solo de una cuestión de cantidad de calorías, empieza a tomar raciones mayores de cereales, hortalizas, legumbres y fruta. También podrías pensar en hacer pesas para no perder masa muscular.

Si tienes claro que quieres coger más peso, es probable que lo consigas añadiendo frutos secos y otros alimentos grasos a tu dieta, aunque es posible que lo que acabes engrosando sea la cintura y la cadera, en lugar de otras partes del cuerpo.

Mi familia y amigos no me apoyan

Cuando esto suceda, resolverlo será importante no solo para ti, sino también para ellos. La familia y los amigos suelen influirse mutuamente sobre lo que consideran sano o no. Por ejemplo, si un cónyuge engorda, puede que el otro también.[22] Pero las cosas también funcionan en el sentido contrario: si tú empiezas a tener costumbres más sanas, es posible que tu familia y amigos te sigan.

A veces tendrás que recordar a los amigos por qué estás mejorando tus hábitos alimentarios. Una de las participantes en nuestra investigación me contó un truco genial. Una colega del trabajo había estado burlándose de su dieta vegana y poniéndose a tentarla con todo tipo de alimentos que nuestra participante no quería comer. Abordó el problema cogiendo a su colega aparte y diciéndole lo siguiente: «Siempre hemos tenido mucha confianza y ahora quiero pedirte que me ayudes con algo realmente importante. Estoy cambiando a una dieta vegana por salud. Y tengo miedo de sentirme tentada con cosas que no debo o que la gente se olvide de mi propósito y me tiente con comida de la que estoy intentando prescindir. Si ves a alguien haciéndolo, ¿puedes decirle algo discretamente?». Funcionó de maravilla. Aquella colega se convirtió en defensora y aliada de nuestra participante.

Lo mejor, por supuesto, es que tu familia y amigos hagan la misma dieta vegana que tú durante, digamos, tres semanas de prueba. Invítalos a hacerla y centraos en el corto plazo para que el experimento sea asequible y divertido.

Si eres tú quien cocina en la familia, te recomendaría que no sintieras la necesidad de hacer dos comidas: una vegana para ti y otra con carne para ellos. Si las comidas que haces son sabrosas, todo el mundo puede comer esos saludables alimentos veganos, sobre todo los niños. Aunque una dieta sana sea algo un poco nuevo tanto para ti como para ellos, actúa con la misma seguridad que tendrías si se tratase de no permitir fumar o tomar drogas en casa.

Puedes ampliar tu red de apoyo uniéndote a comunidades en línea, yendo a clases de cocina vegana o a eventos vegetarianos, y hasta dándote el capricho de embarcarte en un crucero para veganos, donde conocerás a cientos de personas que piensan lo mismo que tú.

Necesito más opciones

Si sientes que tus opciones alimentarias se han reducido mucho, es hora de ampliarlas. Recuerda los restaurantes de cocina internacional de los que hemos hablado: italianos, mexicanos, chinos, japoneses, tailandeses y demás. Existe una variedad similar en las cámaras frigoríficas de las tiendas de alimentos naturales, las tiendas de comestibles habituales y las recetas que encontrarás tanto en internet como en libros de cocina.

Me han subido el azúcar en sangre y los triglicéridos

Si tienes diabetes de tipo 2, es muy probable que mejore drásticamente o que incluso desaparezca la dolencia al eliminar de la alimentación los productos animales y los aceites añadidos. Sin embargo, en los primeros días de una dieta vegana, podría elevarse el azúcar en sangre. Como vimos en el capítulo 4, la grasa que hay en el interior de las células musculares y hepáticas las ha hecho resistentes a la insulina, y cualquier alimento azucarado o con almidón hará subir el azúcar en sangre. Si continúas con la dieta vegana esto dejará de pasar muy pronto y verás bajar los niveles. Como ya hemos dicho, hay que avisar al médico cuando se cambia a una dieta saludable: es muy posible que, en poco tiempo, necesites cambiar la medicación.

A veces también suben los triglicéridos. Si ese es tu caso, procura eliminar de la dieta todos los productos de origen animal y las grasas añadidas, además de los azúcares añadidos y los alimentos de alto índice glucémico (véase el capítulo 4).

*Echo realmente de menos el queso, la carne
o la comida basura*

Esto también se pasará con el tiempo. Céntrate en el corto plazo y prescinde de ellos por completo. Si bajas la guardia de manera ocasional, solo conseguirás volver a despertar tus ansias. Si realmente crees que lo necesitas, los sustitutos veganos (queso o beicon vegano, etc.) están bien. Pero elige con cuidado: los fabricantes de alimentos han encontrado modos de hacer versiones veganas de todas las cosas que hacen engordar a los no veganos: helados, pasteles, galletas, salchichas y demás. Estos aperitivos veganos no están necesariamente prohibidos, pero lee las etiquetas y, como regla general, opta siempre por alimentos simples y sanos.

*Mi médico (u otro profesional de la salud)
no entiende que siga una dieta vegana*

Lamentablemente, muchos médicos han crecido, igual que el resto de la población, con hábitos alimentarios nada saludables, y, por otro lado, no se presta mucha atención a la nutrición en las facultades de Medicina. Si tu médico no es muy conocedor de la dieta vegana o no simpatiza con ella, puedes recomendarle que lea este libro. Hay, además, gran cantidad de materiales sobre nutrición en el sitio web de la CFPRM (www.pcrm.org), incluidos informes científicos, material académico e información sobre congresos.

Tengo gases

En primer lugar, asegúrate de haber eliminado por completo de tu dieta los lácteos; el azúcar de la leche (la lactosa) puede causar gases y diarrea. Entre los alimentos vegetales, los principales culpables de este problema son las legumbres y las crucíferas poco cocidas (como el brécol, la coliflor, el repollo o las coles de Bruselas). Toma raciones más pequeñas y asegúrate de que estén bien cocidas. Si cocinas las legumbres desde cero, es recomendable descartar el agua donde las hayas puesto en remojo y cocerlas bien. Con el tiempo, mejorará el estado de las bacterias del tracto digestivo y lo normal es que la digestión también. Además, debes evitar los alimentos grasientos (como las patatas fritas de bolsa) y azucarados, pues afectan igualmente a la salud digestiva. Come más arroz integral, pasta y hortalizas ricas en almidón.

Necesito más energía

Si te sientes muy bajo de energía, has de tener en cuenta lo siguiente:

En primer lugar, asegúrate de estar durmiendo lo suficiente. Apaga la luz a las diez de la noche, en lugar de quedarte despierto hasta tarde.

En segundo lugar, asegúrate de que comes lo suficiente.
Si no comes las raciones adecuadas, es posible que te que-
des sin combustible antes de la siguiente comida.

En tercer lugar, consume los alimentos con más proteínas al principio del día y al comienzo de cada comida. Las
legumbres, el tofu o los sucedáneos de carne aportan gran
cantidad de proteínas saludables que pueden ayudarte a
sentirte despierto. La razón es que los alimentos ricos en
carbohidratos pueden hacer que el cerebro produzca serotonina, una sustancia química natural que calma y a veces
hace sentir somnolencia. La proteína de las legumbres, el
tofu, el *tempeh*, la leche de soja u otros alimentos proteicos
bloquean este efecto. Puedes hacer lo contrario cuando
quieras dormir: comer pan blanco u otro alimento rico en
almidón. El cerebro producirá un poco de serotonina que
te ayudará a adormecerte.

En cuarto lugar, deja la cafeína. Es un estimulante, por
supuesto. Sin embargo, mucha gente acaba habituándose a
ella y sintiendo que tiene menos energía en general que
antes de que la cafeína entrase en su vida. Piensa en los niños: tienen energía ilimitada y no necesitan darse un chute
de café para recuperarla.

¿Pueden seguir los perros y los gatos una alimentación vegana?

Sí. La dieta vegana es posible e incluso beneficiosa para ellos, sobre todo teniendo en cuenta el tipo de ingredientes que acaban en la comida para perros y gatos de las marcas comerciales. La mayoría de los perros pueden hacerse veganos con relativa facilidad y crecer sanos. Los gatos son más quisquillosos y tienen necesidades nutricionales más exigentes, pues requieren suplementos de taurina y vitamina A. Te recomiendo que compres productos alimenticios y suplementos diseñados específicamente para perros y gatos veganos. Los fabrican varias empresas y encontrarás más información en el sitio web de PETA (People for the Ethical Treatment of Animals): www.peta.org.

10

Los mitos más comunes

Las dietas a base de vegetales tienen abundante respaldo científico, hasta el punto de que la Asociación Médica Estadounidense ha recomendado que se sirva comida vegana en colegios, hospitales y programas de ayuda alimentaria. Además, el Gobierno de Estados Unidos y la Academia de Nutrición y Dietética respaldan su impacto en la salud. A pesar de ello, siguen persistiendo muchos mitos sobre el veganismo que vamos a tratar en este capítulo.

MITO NÚMERO 1: ES DIFÍCIL HACERSE VEGANO

Aunque llevar una dieta vegana requiere familiarizarse con algunas prácticas nuevas, la mayoría de la gente encuentra mucho más fácil seguirla que las dietas bajas en calorías, que te dejan hambriento la mayor parte del tiempo; o las dietas bajas en carbohidratos, que, al prohibir el pan, las patatas, la pasta, la fruta, las legumbres y tantos otros alimentos, te dejan insatisfecho. Abandonar el hábito de la carne y los lácteos es mucho más fácil que dejar de fumar o romper con otras malas costumbres. Normalmente, te limitas a modificar los alimentos que consumes y, en muy poco tiempo, lo sientes como algo natural. Además, con el tiempo, empezarás a explorar nuevos sabores y cocinas de todo el mundo y tus opciones alimentarias te parecerán mayores, no menores.

Mito número 2: los carbohidratos engordan

Hay una razón por la que la gente que sigue las dietas tradicionales asiáticas es delgada: el arroz, los fideos y las hortalizas ricas en almidón que constituyen la base de su alimentación son bajos en calorías. Como ya sabes, los carbohidratos solo tienen cuatro calorías por gramo, comparadas con las nueve de las grasas y los aceites. Hay quien dice que engorda por culpa de los carbohidratos de los pasteles y las galletas, pero los auténticos culpables son la mantequilla y la grasa que contienen, que engorda mucho más que la harina o el azúcar.

Mito número 3: la dieta vegana
no aporta suficientes proteínas

Este mito sobrevive a pesar de que 1) las principales organizaciones relacionadas con la nutrición han declarado que respaldan la dieta vegana; 2) las legumbres, las hortalizas y los cereales son ricos en proteínas; 3) hay animales herbívoros con una musculatura enorme, como los elefantes o los rinocerontes, y 4) millones de personas siguen una dieta vegana sin experimentar problema alguno relacionado con las proteínas. Si este mito sigue sembrando la duda en tu cabeza, lee otra vez el capítulo 5.

Mito número 4: la soja provoca cáncer

Hace unas décadas los científicos descubrieron la existencia de unos componentes naturales llamados isoflavonas en la soja y muchos otros alimentos. Como su estructura química recuerda vagamente a hormonas sexuales como los estrógenos y la testosterona, se los ha llamado «fitoestrógenos», es decir «estrógenos vegetales», y se planteó la cuestión de si los productos de soja podrían causar cáncer de mama. Nos hemos referido a este tema en el capítulo 4, pero, dado que se trata de un mito persistente, vamos a examinarlo más a fondo.

Se han realizado estudios con base en las dietas de miles de mujeres y se ha concluido que las que más soja consumen (leche de soja, tofu, etc.) tienen menos probabilidades de desarrollar cáncer de mama en comparación con las que no consumen tanta soja. El efecto de protección es del orden del 30-40 por ciento.[10, 11] También se ha concluido que, entre las mujeres que se han sometido a un tratamiento de cáncer de mama, los productos de soja reducen el riesgo de volver a contraer esta enfermedad.[12]

Los productos de soja no son esenciales, pero resultan

muy prácticos. Y lejos de causar cáncer, ayudan a prevenir-lo y reducen el riesgo de que se reproduzca si ya se ha sufrido esta enfermedad.

MITO NÚMERO 5: LAS DIETAS DEBEN BASARSE EN EL TIPO SANGUÍNEO

En 1996, el libro *Los grupos sanguíneos y la alimentación* afirmaba que las personas del grupo sanguíneo A deberían ser vegetarianas, mientras que las del grupo 0 necesitaban la carne, y había otras recomendaciones dietéticas para los grupos B y AB. Enseguida se demostró lo espurio de estas ideas. En primer lugar, el grupo 0 es el más común. En segundo lugar, en las investigaciones sobre el veganismo se demuestra que las personas del grupo 0 mejoran su salud con la dieta vegana del mismo modo que las personas del grupo A. La carne no les aporta más salud.

Así que estoy escribiendo un nuevo libro que se titula *Dime lo que calzas y te diré lo que debes comer*, donde afirmo que si calzas un 39 la dieta vegana te hará bien y, si calzas un 40 o un 41, también.

MITO NÚMERO 6: SE PUEDE COMER DE TODO «CON MODERACIÓN»

Este mito es muy peligroso y mantiene a mucha gente aferrada a una alimentación poco saludable. Pero los estudios demuestran que la gente que come cantidades pequeñas de productos de origen animal tiene más sobrepeso y mayor riesgo de contraer diabetes, y les cuesta mucho más revertir sus dolencias en comparación con las personas que prescinden por completo de estos productos.

La «moderación» debería aplicarse solo a las cosas saludables. Si a tu hija le gusta tocar el violín, está bien que la animes. Pero tras seis u ocho horas de práctica, necesitará cenar, hacer un poco de ejercicio o los deberes del colegio. Tocar el violín es genial, pero hay que hacerlo con moderación. Si a tu hijo le gusta el brécol, no debería comer solo brécol. Necesitará tomar además otros alimentos saludables, es decir, aquí habría que aplicar también la moderación.

Pero ¿cuántos cigarrillos deberían fumar tus hijos? ¿Cuánta cocaína deberían consumir? La moderación se aplica a las cosas saludables, no a las peligrosas.

Mito número 7: la dieta vegana podría no aportar suficientes nutrientes a los niños

Como ya vimos en el capítulo 6, los niños que se crían con dietas a base de vegetales tienen mejor salud que los que comen carne, queso y otros alimentos no veganos. Y las reglas son simples. Crea el menú a partir de los cuatro tipos de alimentos saludables básicos: hortalizas, frutas, cereales integrales y legumbres. Y no te olvides de incluir un suplemento de vitamina B_{12}. Con suerte, los niños recibirán rayos solares más o menos a diario. Si no es así, también necesitarán vitamina D. Y eso es todo. Revisa el capítulo 6.

MITO NÚMERO 8: LA COMIDA VEGANA ES CARA

Si tenías esta idea de la comida vegana, acércate a la sandwichería más cercana y pregunta el precio de un bocadillo sin carne ni queso. Verás que es más barato que todos los demás. Luego ve a una taquería y mira cuánto cuesta un burrito de alubias comparado con la versión que lleva pollo o ternera: ni un céntimo más, y puede que algo menos. A continuación, vete a una tienda de alimentación y comprueba el precio de las legumbres, el arroz, las hortalizas envasadas y congeladas, las batatas y otros alimentos sin procesar de este tipo. Verás que todo es bastante barato.

Lo que encarece los alimentos es la preparación. Si pagas a alguien para que convierta el aguacate y el pan en un bocadillo, costará más que los ingredientes por sí solos, lo mismo que sucedería con el atún o la ternera. Dicho de otro modo, lo caro no es la comida vegana, sino el tiempo de preparación. Por regla general, los estudios concluyen que la alimentación a base de vegetales es sustancialmente más barata que la que incluye productos de origen animal. Si además puedes reducir la necesidad de tomar medicamentos o de someterte a otro tipo de tratamientos, el ahorro será mayor. Este libro contiene algunas recomendaciones para ahorrar tiempo: recetas rápidas y cocinar para toda la semana. Si necesitas más, te sorprenderá la gran cantidad de consejos que encontrarás en internet con una búsqueda rápida.

Mito número 9: los atletas necesitan comer carne

Mencionamos este tema de pasada en el capítulo 4. Los atletas de resistencia consiguen un empujón de energía cuando prescinden de los productos de origen animal porque se oxigenan mejor los tejidos cuando su grasa no ralentiza el flujo sanguíneo.

Si te aferras a la creencia de que la proteína animal es mejor para los músculos que la vegetal, fíjate en Patrik Baboumian, referido como el hombre más fuerte del mundo. En 2015, Baboumian estableció un récord al levantar 558 kilos y sostenerlos durante veintiocho segundos (no pruebes a hacer esto en casa). Creó su enorme musculatura como hacen los toros y los elefantes: enteramente con plantas. Comer músculos no te hace más musculoso, del mismo modo que comer sesos no te hace más inteligente. Los atletas necesitan proteínas y los vegetales aportan gran cantidad de proteínas completas. Una gacela no correría más rápido si comiera beicon y un elefante no tendría más fuerza ni músculos más grandes si se comiera una tortilla, un filete o pollo frito.

Mito número 10: los seres humanos son carnívoros por naturaleza

La moda de la paleodieta contribuye a la imagen romántica de que nuestros antepasados eran cazadores consumados vestidos con taparrabos y provistos de músculos de portada de revista. La verdad biológica es que somos grandes simios, en la misma categoría que los gorilas, los orangutanes, los chimpancés y los bonobos, todos los cuales siguen dietas mayoritaria o enteramente basadas en fuentes vegetales.

Los auténticos carnívoros, como los guepardos o los leones, son veloces y capaces de atrapar a su presa y desmembrarla con sus afiladas garras y colmillos. Pero nosotros no somos especialmente veloces, no tenemos garras y nuestros colmillos son igual de largos que los incisivos. Fue en la Edad de Piedra cuando todo cambió: empezamos a ser capaces de fabricar flechas y lanzas que se desplazaban más rápido que nosotros, así como herramientas de piedra que podían matar y desgarrar la carne de las presas. El problema es que las arterias coronarias y el tracto intestinal son anteriores a la Edad de Piedra, y la carne nos ocasiona problemas que no afectan a perros, gatos u otros carnívoros auténticos.

Agradecimientos

Quiero darles las gracias a las miles de personas que han participado en los estudios y al personal de la CFPRM que ha ayudado a establecer el impacto de la dieta vegana en la salud. Gracias a Susan Levin, MS, RD, por su orientación en lo relativo a la nutrición infantil completa. Las recetas se deben a la generosidad de Christine Waltermyer; Hana Kahleova, MD, PhD; Dora Stone; Rose Saltalamacchia; Lee Crosby, RD; Noah Kauffman; Karen Smith, RD; Caroline Trapp, DNP; Maggie Neola, RD; y Naïf Hérin. Christine, además, las verificó todas minuciosamente. ¡Muchísimas gracias a todas! Quiero mostrar también mi agradecimiento a Jill Eckart, CHC; Susan Levin, MS, RD; Lee Crosby, RD; Andrea Cimino; Hana Kahleova, MD, PhD; Karen Smith, RD; Maggie Neola, RD; Noah Kauffman; Erica Nielson; Ashley Waddell; Sonia Hawkins, y Laura Anderson por revisar el texto. Gracias también a Amber Green, RD, por su trabajo con el análisis de nutrientes. Y a mi agente literario, Brian DeFiore, y mi editora, Leah Miller, por aportar su experiencia y por su fantástico apoyo a este libro.

Recursos recomendados

Quiero recomendar algunos libros, recetarios y sitios web como lectura complementaria. En cuanto a mi propia obra, aquí están algunos libros que se centran en temas específicos y que podrían resultarte útiles:

21Day Weight Loss Kickstart (Nueva York, Grand Central Publishing, 2011).

Dr. Neal Barnard's Program for Reversing Diabetes (Emmaus, Pensilvania, Rodale, 2018) [Hay trad. cast.: *Acaba con la diabetes: un método científicamente demostrado para prevenir y controlar la diabetes sin medicamentos*, Barcelona, Urano, 2019].

Foods That Fight Pain (Nueva York, Harmony/Random House, 1998) [Hay trad. cast.: *Alimentos que combaten el dolor*, Barcelona, Paidós Ibérica, 1999].

Power Foods for the Brain (Nueva York, Grand Central Publishing, 2013).

The Cancer Survivor's Guide, en colaboración con Jennifer K. Reilly (Summertown, Tennessee, Healthy Living Publications, 2008).

The Cheese Trap (Nueva York, Grand Central Publishing, 2017).

Y dos libros de cocina:

Dr. *Neal Barnard's Cookbook for Reversing Diabetes* (Emmaus, Pensilvania, Rodale, 2018).

The Get Healthy, Go Vegan Cookbook, en colaboración con Robyn Webb (Boston, Da Capo, 2010).

Hay libros fabulosos de otros autores, más de los que puedo detallar aquí, pero los siguientes han inspirado e informado a muchas personas:

LIBROS SOBRE SALUD Y NUTRICIÓN

CAMPBELL, T. COLIN Y CAMPBELL II, THOMAS M., *The China Study* (Dallas, Texas, BenBella Books, 2006).

DAVIS, BRENDA Y MELINA, VESANTO, *Becoming Vegan* (Summertown, Tennessee, Book Publishing Company, 2014).

ESSELSTYN, CALDWELL, *Prevent and Reverse Heart Disease* (Nueva York, Avery, 2007).

ESSELSTYN, RIP, *The Engine 2 Diet* (Nueva York, Grand Central Publishing, 2009).

FRESTON, KATHY Y FRIEDRICH, BRUCE, *Clean Protein* (Nueva York, Hachette, 2018).

GREGER, MICHAEL, *How Not to Die* (Nueva York, Flatiron Books, 2015).

KARLSEN COOK, MICAELA, *A Plant-Based Life* (Nueva York, AMACOM, 2016).

MANGELS, REED, *The Everything Vegan Pregnancy Book* (Avon, Massachusetts, Adams Media, 2011).

MCDOUGALL, JOHN A. Y MCDOUGALL, MARY, *The Starch Solution* (Emmaus, Pensilvania, Rodale, 2012).

MORAN, VICTORIA Y MORAN, ADAIR, *Main Street Vegan* (Nueva York, TarcherPerigee, 2012).

MUELRATH, LANI, *The Mindful Vegan* (Dallas, Texas, Ben-Bella Books, 2017).

ORNISH, DEAN, Dr. *Dean Ornish's Program for Reversing Heart Disease* (Nueva York, Ivy Books, 1995).

PULDE, ALONA Y LEDERMAN, MATTHEW, *Forks Over Knives Family* (Nueva York, Touchstone, 2016).

TUTTLE WILL, *The World Peace Diet* (Brooklyn, Nueva York, Lantern Books, 2016).

LIBROS DE COCINA

BURTON, DREENA, *Plant-Powered Families* (Dallas, Texas, BenBella Books, 2015).

ESSELSTYN, RIP Y ESSELSTYN, JANE, *The Engine 2 Cookbook* (Nueva York, Grand Central Publishing, 2017).

FISHER, CATHY, *Straight Up Food* (Santa Rosa, California, Green Bite Publishing, 2016).

GREGER, MICHAEL, *The How Not to Die Cookbook* (Nueva York, Flatiron Books, 2017).

HINGLE, RICHA, *Vegan Richa's Everyday Kitchen* (Woodstock, Virginia, Vegan Heritage Press, 2017).

LIDDON, ANGELA, *The Oh She Glows Cookbook* (Nueva York, Avery, 2014).

Moskowitz, Isa Chandra, *Isa Does It* (Nueva York, Little, Brown and Company, 2013).

Nixon, Lindsay, *The Happy Herbivore Cookbook* (Dallas, Texas, BenBella Books, 2011).

Patrick-Goudreau, Colleen, *The Vegan Table* (Beverly, Massachusetts, Fair Winds Press, 2009).

Roll, Rich y Piatt, Julie, *The Plantpower Way* (Nueva York, Avery, 2015).

Sroufe, Del, *Forks Over Knives—The Cookbook* (Nueva York, Experiment, 2012).

Waltermyer, Christine, *The Natural Vegan Kitchen* (Summertown, Tennessee, Book Publishing Company, 2011).

Wyrick, Jason, *Vegan Mexico* (Woodstock, Virgina, Vegan Heritage Press, 2016).

Sitios web

Comisión de Facultativos para la Práctica Responsable de la Medicina (www.pcrm.org): contiene un programa de veintiún días para iniciarse en el veganismo, abundante información sobre nutrición y muchas recetas.

Colleen Patrick-Goudreau (www.colleenpatrickgoudreau.com) tiene un pódcast muy popular y muchos recursos prácticos.

Fatfree Vegan Recipes (www.fatfreevegan.com) es justo lo que dice su nombre: recetas veganas sin grasa.

FINDING VEGAN (www.findingvegan.com), creado por Kathy Patalsky, proporciona un modo fácil y divertido de buscar recetas de tus blogueros favoritos en un solo lugar.

FORKS OVER KNIVES (www.forksoverknives.com) ofrece recetas fabulosas, herramientas para planificar las comidas, casos reales de gente que se ha pasado al veganismo y mucho más.

ISA CHANDRA (www.isachandra.com), creado por Isa Chandra Moskowitz, ofrece un buscador superpráctico de recetas por ingredientes.

LIGHTER (www.lighter.world) te muestra qué alimentos comprar y cómo preparar comidas fantásticas siguiendo las recomendaciones de populares expertos en alimentación.

NUTRITIONFACTS.ORG (www.nutritionfacts.org) te muestra los vastos conocimientos sobre nutrición de Michael Greger en vídeos muy bien elaborados y fáciles de entender.

OH SHE GLOWS (www.ohsheglows.com) es un práctico blog de recetas creado por Angela Liddon.

OUR HEN HOUSE (www.ourhenhouse.org) ofrece interesantes pódcast con un enfoque ético.

PEOPLE FOR THE ETHICAL TREATMENT OF ANIMALS (www.peta.org) ofrece excelente información sobre dietas veganas para mascotas, datos motivadores sobre opciones alimentarias éticas y consejos sobre cómo hacerse vegano.

PINTEREST (www.pinterest.com) te permite buscar y guardar recetas veganas y te ofrece otras nuevas cada vez que visitas el sitio.

PLANT-BASED ON A BUDGET (www.plantbasedonabudget.com) te muestra cómo economizar a la hora de comer sano.

RICH ROLL (www.richroll.com) ofrece un pódcast enormemente popular y muchísima inspiración e información.

THE VEGAN CORNER (www.thevegancorner.com) te presenta originales platos veganos sin grasa y con sentido del humor.

VEGAN RICHA (www.veganricha.com) es un excelente recurso para recetas creado por Richa Hingle.

VEGETARIAN RESOURCE GROUP (www.vrg.org) ofrece conocimientos de expertos y excelente información sobre el veganismo en todas las etapas de la vida.

VEGNEWS (www.vegnews.com) es lo último en cultura vegana y también ofrece recetas excelentes.

Alimentos e ingredientes
que quizá desconozcas

Humus. Originario de Oriente Próximo. Esta crema elaborada con garbanzos, *tahini* (semillas de sésamo molidas), ajo y distintos condimentos es un alimento tradicional para el desayuno que también va muy bien para sándwiches y bocadillos y para untar. Lo puedes encontrar en las tiendas de comestibles y tienes una receta fácil y rápida en la página 162.

Levadura nutricional. La encontrarás en la sección de suplementos o de alimentos a granel de las tiendas de alimentos naturales. Es de color amarillo vivo y aporta un sabor similar al queso a las pizzas, las salsas para pasta, las hortalizas y otros alimentos.

Seitán. Es una pasta de proteína de trigo (gluten) que tiene una textura similar a la carne. Se usa como ingrediente en hamburguesas vegetarianas y otros productos, y también se vende, con forma similar a la carne de guiso, para añadir a salteados y otros platos.

Salsa de soja o de *tamari*. Las dos van muy bien con arroz, hortalizas y otros platos. Se diferencian en que la salsa de soja suele contener trigo. La de *tamari* contiene muy poco o nada y el sabor puede ser más fuerte. Existen marcas con poca sal.

Tempeh. Es un bloque de soja fermentada. Como el tofu, absorbe bien las salsas y los marinados y aporta a los platos una textura similar a la carne. Lo encontrarás en tiendas de alimentos naturales y mercados asiáticos.

Tofu. Es muy similar a la clara de huevo cocida. No tiene mucho sabor por sí solo, pero a los cocineros les encanta usarlo en recetas donde hace falta un aporte adicional de proteína, como en salsas o púdines. En el desayuno es un sustituto saludable de los huevos revueltos o a la plancha. En los restaurantes asiáticos lo transforman en infinidad de platos tradicionales y deliciosos. Lo venden en todas las tiendas de alimentación. El que tiene consistencia más firme se suele preparar a la plancha o añadir a sopas o salteados. El de consistencia más tierna se presta más a púdines u otros alimentos de textura más blanda.

Recetas

Muesli Bircher
Para 4 raciones

2 tazas de copos de avena
2 manzanas ralladas
2 tazas de yogur natural no lácteo
3 cucharadas de uvas pasas
1 cucharadita de canela en polvo
Sirope de arce, semillas de chía y vainilla
(opcional)

Combina los copos de avena, el yogur, las uvas pasas y la canela en un cuenco. Tápalo y déjalo en el frigorífico toda la noche. Por la mañana repártelo en 4 cuencos y sírvelo con un chorrito de sirope de arce u otro aderezo opcional si lo deseas.

Por ración (¼ de la receta): 309 calorías, 9 g de proteínas, 59 g de carbohidratos, 21 g de azúcares, 5 g de grasa (el 14 % de las calorías), 7 g de fibra, 29 mg de sal

Receta de Hana Kahleova

Magdalenas de zanahoria
Para 12 raciones

2 cucharadas de semillas de lino molidas
5 cucharadas de agua
¾ de taza de leche de almendras u otra leche no láctea
¾ de taza de compota de manzana sin azúcar añadido
½ taza de sirope de arce
1 cucharadita de extracto de vainilla
1 ½ tazas de harina de trigo integral
½ taza de copos de avena
1 cucharadita de bicarbonato
1 ½ cucharaditas de levadura en polvo
Una pizca de sal marina
1 cucharadita de canela en polvo
¼ de cucharadita de jengibre molido
1 taza de zanahoria rallada
Aceite vegetal en aerosol

Precalienta el horno a 180 °C. Pon las semillas de lino molidas en un cuenco pequeño y cúbrelas con agua. Mezcla bien con un tenedor y deja reposar 5 minutos. Añade la leche de almendras, la compota de manzana, el sirope de arce y el extracto de vainilla, y mézclalo todo bien. En un cuenco grande, combina la harina, los copos de avena, el bicarbonato, la levadura en polvo, la sal, la canela y el jengibre. Mezcla bien e incorpóralo a las semillas de lino. Remueve hasta que se hayan unido bien los ingredientes. Añade la zanahoria rallada y remueve para que se mezcle todo bien.

Aplica con el aerosol un poco de aceite en un molde para magdalenas o usa envoltorios individuales. Reparte de manera uniforme la masa en los moldes, rellenándolos hasta los tres cuartos de su capacidad. Esta operación se realiza muy bien con una cuchara de las de servir helado.

Hornéalas 25 minutos o hasta que al insertar un palillo en la masa salga limpio.

Por ración (¹⁄₁₂ de la receta): 121 calorías, 3 g de proteínas, 26 g de carbohidratos, 10 g de azúcares, 1 g de grasa (el 10 % de las calorías), 3 g de fibra, 209 mg de sal

Receta de Dora Stone

Revuelto de tofu fácil
Para 2 raciones

1 bloque (400 g) de tofu extrafirme
1 cucharada de caldo vegetal o de salsa de soja
½ pimiento morrón verde troceado
½ pimiento morrón rojo troceado

½ cebolla mediana troceada
Una pizca de sal marina
Pimienta negra al gusto
½ cucharadita de cúrcuma o 1-2 cucharaditas de curri en
  polvo o al gusto

Lava el tofu y escúrrelo bien para que quede lo más seco posible. Pártelo con un tenedor en trozos desiguales para crear una textura de «revuelto».

Calienta una sartén grande a fuego medio. Incorpora el caldo vegetal, los pimientos, la cebolla y la sal, y rehógalo todo 5 minutos sin dejar de remover, hasta que se haya ablandado un poco. Añade el tofu, la pimienta negra y la cúrcuma. Rehoga otros 10-15 minutos sin tapar, o hasta que se doren un poco los ingredientes. Remueve a menudo. Cuanto mayor sea el tiempo de cocción, más seco quedará el revuelto.

Nota: Prueba a añadir champiñones u otras hortalizas.

Por ración (½ de la receta): 194 calorías, 21 g de proteínas, 9 g de carbohidratos, 5 g de azúcares, 11 g de grasa (el 46 % de las calorías), 2 g de fibra, 178 mg de sal

Receta de Hana Kahleova

Tempeh a la plancha
Para 4 raciones

225 g de *tempeh* crudo
2 cucharadas de salsa de soja o *tamari* baja en sal
1 cucharadita de humo líquido

Corta el *tempeh* en tiras del modo siguiente: si estás usando un bloque típico de 7,5 × 18 cm, córtalo en cuartos. Luego corta cada cuarto por la mitad en sentido longitudinal para que te queden dos tiras estrechas. En un cuenco pequeño, combina la salsa *tamari* y el humo líquido. Dispón las tiras de *tempeh* en una fuente y aplícales un poco de salsa. Deja reposar 1 minuto. Luego pon las tiras en una sartén caliente (no hace falta usar aceite, pero si lo deseas puedes aplicar una capa ligera de aceite en aerosol). Cocínalas a fuego medio-vivo hasta que se doren por un lado (unos 5 minutos) y luego dales la vuelta para que se doren por el otro (otros 5 minutos). Las sobras se pueden guardar en un recipiente hermético para comerlas en otro momento, calentándolas antes en el microondas.

Por ración de 30 g (2 tiras): 118 calorías, 13 g de proteínas, 5 g de carbohidratos, 2 g de azúcares, 6 g de grasa (el 44 % de las calorías), 3 g de fibra, 434 mg de sal

Tofu a la plancha
Para 2 raciones

El tofu, de textura casi idéntica a la clara de huevo, forma parte del desayuno habitual japonés y está lleno de proteínas. En esta sencilla receta se le añaden sabores salados.

½ bloque (unos 200 g) de tofu firme
Aceite vegetal en aerosol (si no utilizas una sartén antiadherente)
½ cucharadita de jengibre en polvo
1 cucharada de levadura nutricional
1 cucharadita de salsa de soja baja en sal

Saca el tofu del paquete, enjuágalo y escurre bien el agua. Corta el bloque en tiras finas (de unos 6 mm de grosor). Disponlas en una sartén antiadherente (o aplica en una sartén normal un poco de aceite vegetal en aerosol) y cocínalas a fuego medio 5-7 minutos. Dales la vuelta y déjalas otros 5-7 minutos o hasta que se doren. Pásalas a una fuente y añade el jengibre, la levadura y la salsa de soja.

Nota: Si lo prefieres, el tofu también se puede servir sin pasarlo por la sartén, a temperatura ambiente. Solo tendrías que enjuagarlo, trocearlo y añadir el aderezo.

Por ración de 100 gramos (½ de la receta): 124 calorías, 15 g de proteínas, 6 g de carbohidratos, 1 g de azúcares, 6 g de grasa (el 39 % de las calorías), 2 g de fibra, 113 mg de sal

Crujiente de manzana

Para 4-6 raciones

Relleno de manzana:

4 manzanas rojas sin corazón y cortadas en dados
1 cucharadita de almidón de maíz
1 cucharadita de canela
3 cucharadas de azúcar

Crujiente:

1 taza de copos de avena de cocción rápida
1 cucharadita de canela
3 cucharadas de sirope de arce

Precalienta el horno a 180 °C. Aplica un poco de aceite en aerosol en una fuente de horno de cristal de 23 cm de diámetro. Pon las manzanas en un cuenco grande. Añade el almidón de maíz, la canela y el azúcar. Remueve para mezclarlo todo bien y pasa las manzanas a la fuente de hornear.

En un cuenco, combina los ingredientes del crujiente y luego extiende todo de manera uniforme por encima de las manzanas. Hornéalas 1 hora. Sírvelas templadas, a temperatura ambiente o refrigeradas.

Por ración (¼ de la receta): 252 calorías, 3 g de proteínas, 60 g de carbohidratos, 37 g de azúcares, 2 g de grasa, (el 6 % de las calorías), 7 g de fibra, 5 mg de sal

Receta de Christine Waltermyer

Batido de plátano y arándanos
Para 2 raciones

2 tazas de arándanos congelados
2 plátanos maduros troceados
1 taza de leche de almendras
1 taza de hielo
¼ de taza de sirope de arce

Tritura los ingredientes en una batidora hasta obtener una consistencia fluida. Si te gusta más espeso, puedes sustituir parte del hielo con una cantidad igual de leche de almendras.

Por ración (½ de la receta): 353 calorías, 3 g de proteínas, 85 g de carbohidratos, 61 g de azúcares, 3 g de grasa (el 7 % de las calorías), 10 g de fibra, 86 mg de sal

Receta de Christine Waltermyer

Parfait de chía
Para 3 tarros de cristal

2 tazas de leche de almendras con sabor a vainilla
     y sin azúcar
½ taza de semillas de chía
3 cucharadas de sirope de arce
½ cucharadita de extracto de vainilla

2 tazas de frutos del bosque (arándanos, fresas, frambuesas
   y moras)
Unas ramitas de menta fresca

En un cuenco mediano combina la leche de almendras,
las semillas de chía, el sirope de arce y el extracto de vainilla. Bate para que se mezclen bien los ingredientes. Cubre
el cuenco con film transparente y mételo en el frigorífico
6 horas o toda la noche.

Al día siguiente, llena tres tarros de conserva alternan-
do una cucharada de pudin de chía y otra de frutos del
bosque. La última capa debe ser de frutos del bosque.
Coloca sobre ella unas ramitas de menta.

Por ración (¾ de la receta): 246 calorías, 6 g de proteínas,
36 g de carbohidratos, 18 g de azúcares, 10 g de grasa (el
35 % de las calorías), 13 g de fibra, 121 mg de sal

Receta de Christine Waltermyer

ENSALADAS

Ensalada colorida de quinua
Para 8 raciones

½ cebolla roja troceada
2 cucharadas de zumo de limón recién exprimido
2 cucharadas de vinagre de manzana
⅛ de cucharadita de sal
340 g de edamame congelado (desgranado)
1 ¼ tazas de maíz congelado
1 ½ tazas de quinua cocida y fría
1 pimiento morrón rojo troceado
½ cucharadita de chile molido
½ cucharadita de tomillo seco
¼ de cucharadita de pimienta negra recién
  molida

Pon la cebolla en un cuenco pequeño y añade el zumo de limón, el vinagre de manzana y la sal. Mézclalo todo bien y déjalo marinar 5-10 minutos. Resérvalo.

En un cazo mediano, pon el edamame y el maíz y añade ½ taza de agua. Caliéntalo hasta el punto de ebullición y déjalo hervir 4 minutos. Escúrrelo con un colador y pásalo por agua fría para templarlo.

En un cuenco grande de ensalada, combina la quinua cocida, la cebolla marinada con zumo de limón y el vinagre, el edamame y el maíz, el pimiento, el chile molido, el tomillo y la pimienta negra. Dale vueltas suavemente para mezclar los ingredientes y sazona al gusto.

Por ración de ¾ de taza (⅛ de la receta): 123 calorías, 8 g de proteínas, 18 g de carbohidratos, 3 g de azúcares, 3 g de grasa (el 22 % de las calorías), 4 g de fibra, 47 mg de sal

Receta de Rose Saltalamacchia

Ensalada de pasta con sabor a pizza
Para 12 raciones (de 1 taza)

450 g de pasta seca
1 tarro (450 g) de alubias o garbanzos escurridos
1 tarro (450 g) de alubias pintas escurridas
1 pimiento morrón verde grande troceado
1 pimiento morrón amarillo o naranja troceado
1 taza de tomates secos (sin aceite) finamente troceados
(véase la nota)
½ taza de cebolla roja troceada
½ taza de aceitunas negras sin hueso (mide la ½ taza con las
aceitunas enteras antes de trocearlas)
¾ de taza de salsa italiana ligera o sin grasa
1 cucharadita de orégano seco
¼ de taza de piñones tostados (opcional)

Cuece la pasta según las instrucciones del paquete. Mientras tanto, pon el resto de los ingredientes en un cuenco grande (reservando 1 cucharada de los piñones, si los usas). Cuando la pasta esté cocida, pásala por agua fría, escúrrela e incorpórala inmediatamente al cuenco. Da vueltas con suavidad y adorna con los piñones que has reservado.

Nota: Si los tomates secos no están húmedos, remójalos en agua caliente durante 20 minutos y escúrrelos bien antes de añadirlos a la ensalada.

Por ración de 1 taza (1/12 de la receta): 255 calorías, 11 g de proteínas, 47 g de carbohidratos, 6 g de azúcares, 3 g de grasa (el 9 % de las calorías), 6 g de fibra, 298 mg de sal

Receta de Lee Crosby

Lentejas a la mediterránea
Para 4 raciones

Esta colorida ensalada es muy sana y fácil de hacer.

1 taza de lentejas verdinas secas
1 taza de tomate picado
1 taza de pepino pelado y picado
1 taza de naranja picada o pimiento morrón rojo en daditos
½ taza de zanahoria picada en daditos
2 dientes de ajo picados finamente
¼ de taza de aceitunas picadas

1 cucharada de albahaca fresca picada o 1 cucharadita de
   albahaca seca
¼ de taza de vinagre balsámico
⅛ de cucharadita de sal
Pimienta negra al gusto

Lava las lentejas y asegúrate de que no quede ninguna
piedrecilla. Llena de agua una cazuela grande y cuécelas a
fuego lento 20 minutos o hasta que estén tiernas. Escúrrelas y déjalas enfriar en el frigorífico. En un cuenco grande,
mezcla las lentejas ya frías con el tomate, el pepino, el pimiento, la zanahoria, el ajo, las aceitunas, la albahaca y el
vinagre balsámico. Sazona con sal y pimienta negra. Sirve
la ensalada fría, bien sola, o bien acompañada de una ensalada de lechuga.

Por ración (¼ de la receta): 210 calorías, 13 g de proteínas,
37 g de carbohidratos, 7 g de azúcares, 2 g de grasa (el 7 %
de las calorías), 10 g de fibra, 158 mg de sal

Receta de Dora Stone

Ensalada César vegana
Para 6 raciones

Aliño:
½ taza de tofu blando
2 cucharadas de agua
1 cucharada de zumo de limón
1 cucharada de vinagre de vino tinto
1 diente de ajo troceado
2 cucharaditas de mostaza de Dijon
1 cucharadita de alcaparras
½ cucharadita de salsa Worcester vegetariana
Pimienta negra al gusto

Ensalada:
3 corazones de lechuga romana lavados y partidos en trozos
    pequeños
6 cucharadas de semillas de calabaza tostadas
3 cucharadas de harina de almendra superfina

Coloca todos los ingredientes del aliño en una batidora y tritúralos hasta obtener una consistencia fluida. Ajústalo a tu gusto.

Antes de servir la ensalada, combina la lechuga, las semillas de calabaza y la cantidad de aliño que desees. Dale vueltas para que la lechuga quede impregnada de manera uniforme con el aliño. Espolvorea por encima la harina de almendra y dale vueltas de nuevo antes de servir.

Por ración (⅙ de la receta): 94 calorías, 6 g de proteínas, 6 g de carbohidratos, 2 g de azúcares, 6 g de grasa (el 57 % de las calorías), 3 g de fibra, 90 mg de sal

Receta de Christine Waltermyer

Ensalada afrutada de espinacas
Para 4 raciones

6 tazas de brotes de espinacas (aplástalas ligeramente para medir)
1 manzana roja o amarilla sin corazón, con la piel y cortada en dados
4 cucharadas de cebolla roja picada
½ taza de semillas de granada
1 taza de fresas en rodajas
¼ de taza de nueces, pacanas o almendras laminadas

Vinagreta de frambuesa:
¼ de taza de yogur natural no lácteo
2 cucharadas de vinagre de manzana
¼ de taza de mermelada de frambuesa
2 cucharaditas de mostaza de Dijon
Una pizca de sal marina

Pon todos los ingredientes de la ensalada en un cuenco grande. En uno pequeño, bate todos los ingredientes del aliño. Justo antes de servir, vierte el aliño sobre la ensalada y dale vueltas.

Por ración (¼ de la receta): 168 calorías, 4 g de proteínas, 28 g de carbohidratos, 20 g de azúcares, 6 g de grasa (el 30 % de las calorías), 5 g de fibra, 176 mg de sal

Receta de Christine Waltermyer

SOPAS Y CREMAS

Menestra
Para 8 raciones

½ cebolla troceada
6 tazas de caldo vegetal bajo en sal, por tandas
4 dientes de ajo picados finamente
1 taza de zanahorias cortadas en daditos
2 tallos de apio troceados
2 patatas peladas y cortadas en dados
1 lata (800 g) de tomate en dados
1 calabacín troceado
2 cucharaditas de albahaca seca
1 cucharada de perejil seco
¼ de cucharadita de sal marina
Pimienta negra al gusto
1 lata (425 g) de alubias rojas escurridas y lavadas

1 taza de macarrones secos

½ taza de habas verdes congeladas

1 ½ tazas de espinacas frescas troceadas (o ½ taza si son congeladas)

Rehoga la cebolla con ¼ de taza de caldo vegetal a fuego medio-bajo durante 4 minutos. Añade el ajo y rehoga otros 3 minutos. Añade las zanahorias, el apio, las patatas, los tomates y el resto del caldo vegetal. Sube el fuego a medio-vivo hasta que hierva. Baja el fuego a medio-bajo, tapa el cazo y deja que hierva 20 minutos a fuego lento. Luego incorpora el calabacín, la albahaca, el perejil, la sal, la pimienta, las alubias rojas, los macarrones y las habas verdes. Vuelve a subir el fuego a medio-vivo hasta que hierva y déjalo 1 minuto. Luego baja el fuego para que hierva a fuego lento tapado otros 8 minutos. Añade las espinacas y déjalo otros 3 minutos al fuego.

Por ración (⅛ de la receta): 203 calorías, 9 g de proteínas, 41 g de carbohidratos, 7 g de azúcares, 1 g de grasa (el 6 % de las calorías), 7 g de fibra, 396 mg de sal

Receta de Noah Kauffman

Sopa de verduras con maíz
Para 8 raciones

1 cebolla amarilla troceada
1 pimiento morrón rojo troceado
2 dientes de ajo muy picaditos
4 ½ tazas de caldo vegetal bajo en sal
2 tazas de patatas troceadas
2 cucharadas de harina común
2 tazas de leche de almendras sin azúcar (u otra leche no
    láctea)
2 tazas de maíz congelado
Pimienta negra al gusto

En un cazo grande, saltea la cebolla y el pimiento a fuego medio-vivo entre 8 y 10 minutos hasta que la cebolla esté blanda y traslúcida, añadiendo cantidades pequeñas de agua para que no se peguen los ingredientes. Incorpora el ajo y saltea otros 30 segundos. Añade el caldo vegetal y las patatas.

En un cuenco, bate la harina con la leche de almendras hasta que no queden grumos. Incorpora al cazo la mezcla de harina y leche de almendras. Cuando la sopa se ponga a hervir, baja el fuego a medio y déjalo cocer 15-20 minutos o hasta que notes las patatas tiernas al pincharlas con un tenedor.

Añade el maíz congelado cuando falten 5 minutos para que acabe el tiempo de cocción. Sazona con pimienta negra al gusto.

Por ración (1 taza): 97 calorías, 3 g de proteínas, 21 g de carbohidratos, 3 g de azúcares, 1 g de grasa (el 10 % de las calorías), 2 g de fibra, 122 mg de sal

Receta de Karen Smith

Pasta e fagioli
Para 8 raciones

4 tazas de caldo vegetal bajo en sal
1 cebolla pequeña troceada
6 dientes de ajo picados finamente
2 tarros (425 g) de alubias blancas escurridas
1 lata (170 g) de tomate concentrado
1 lata (800 g) de tomate triturado bajo en sal
450 g de pasta *farfalle* seca
Pimienta negra al gusto
2 cucharadas de albahaca fresca troceada

Calienta 2 cucharadas de caldo vegetal en un cazo grande. Pocha la cebolla y el ajo durante 7 minutos. Añade al cazo el resto del caldo, las alubias, el tomate concentrado y el tomate triturado junto con su líquido. Sube el fuego y espera a que hierva. Añade la pasta, tapa el cazo y déjalo cocer a fuego medio hasta que la pasta esté al dente (unos 14 minutos). Dale vueltas a la pasta de vez en cuando mientras se cuece. Sazona con pimienta negra al gusto. Añade la albahaca fresca en los últimos 3 minutos de cocción.

Por ración (⅛ de la receta): 393 calorías, 18 g de proteínas, 76 g de carbohidratos, 7 g de azúcares, 2 g de grasa (el 4 % de las calorías), 10 g de fibra, 518 mg de sal

Receta de Noah Kauffman

Sopa de cebada perlada
Para 6 raciones

Esta sopa espesa es un plato colombiano cotidiano.

1 cebolla blanca troceada

4 dientes de ajo picados finamente

1 cebolleta cortada en láminas finas

¾ de taza de cebada perlada lavada

10 tazas de caldo vegetal bajo en sal

1 hoja de laurel

1 ramita de cilantro fresco

1 taza de zanahorias troceadas

2 tazas de patatas peladas y troceadas

1 ½ tazas de guisantes congelados

Pimienta negra al gusto

1 aguacate cortado en rodajas

1 tomate troceado

Calienta un cazo grande a fuego medio. Añade la cebolla y rehógala removiendo durante 6-7 minutos o hasta que esté tierna y traslúcida. Si empieza a pegarse al fondo del cazo añade un poco de agua o caldo vegetal. Incorpora el ajo y la cebolleta y rehoga 2 minutos más. Añade la cebada, el caldo vegetal, la hoja de laurel, el cilantro, la zanahoria y la patata. Sube el fuego a medio-vivo hasta que hierva. Luego bájalo y deja que hierva a fuego lento tapado durante 25 minutos o hasta que la cebada, la zanahoria y la patata estén tiernas. Añade los guisantes y déjalo al fuego otros 5 minutos. Sazona con pimienta negra al gusto. Sirve con las rodajas de aguacate y el tomate troceado.

Nota: Si pochas la cebolla a baja temperatura, soltará sus jugos naturales y no hará falta que uses aceite.

Por ración (⅙ de la receta): 349 calorías, 11 g de proteínas, 66 g de carbohidratos, 9 g de azúcares, 6 g de grasa (el 16 % de las calorías), 14 g de fibra, 270 mg de sal

Receta de Dora Stone

Chili rápido de alubias negras
Para 6 raciones

Es facilísimo. A todo el mundo le encanta este plato y ¡sabe aún más rico al día siguiente!

1 tarro (700 g) de alubias negras bajas en sal escurridas y con el líquido reservado (véase la nota)
1 ¾ tazas de salsa mexicana casera o 1 frasco (450 g) (el grado de picante dependerá del gusto de cada uno)

1 taza de maíz congelado

2 cucharaditas de chile en polvo

½ cucharadita de comino molido

Pimienta negra al gusto

Un poco de zumo de lima recién exprimida (opcional)

Cilantro fresco picado (opcional)

Mezcla las alubias escurridas, la salsa, el maíz, el chile en polvo y el comino en un cazo para sopa. Añade líquido del que has reservado en el tarro de alubias para lograr la consistencia deseada. Calienta a fuego medio durante 20 minutos, removiendo de vez en cuando. Sazona con pimienta negra. Añade el zumo de lima y el cilantro, si lo deseas, antes de servir.

Variaciones: Para acelerar el tiempo de cocción, descongela el maíz bajo el grifo de agua fría antes de incorporarlo al resto de los ingredientes. También puedes mezclar los ingredientes en una olla de cocción lenta y dejar a fuego vivo 75 minutos o a lento durante 8 o más horas (añade líquido adicional, bien caldo vegetal o bien agua, si es necesario).

Nota: En lugar de las alubias de tarro se pueden emplear alubias negras secas poniéndolas primero en remojo y luego cociéndolas. Para igualar la medida de 1 tarro de 700 g pon 2 ½ tazas de alubias cocidas en la cazuela y cúbrelas con 3 tazas de líquido de cocción.

Por ración (⅙ de la receta): 147 calorías, 8 g de proteínas, 29 g de carbohidratos, 2 g de azúcares, 1 g de grasa (el 5 % de las calorías), 10 g de fibra, 258 mg de sal

Receta de Caroline Trapp

Crema de puerro y patata
Para 4 raciones

Esta deliciosa crema es sorprendentemente baja en grasa, así que anímate a disfrutar de un buen plato calentito.

4 puerros (corta en sentido longitudinal las partes de color blanco y verde claro, lávalas y trocéalas)
1 cucharadita de tomillo seco
700 g de patatas peladas y cortadas en dados
4-5 tazas de caldo vegetal bajo en sal
Pimienta negra recién molida
1 cucharada de perejil fresco picado para adornar

En un cazo grande, calienta 2 cucharadas de agua a fuego lento-medio, añade los puerros y el tomillo, y rehoga 10 minutos, removiendo de vez en cuando. Incorpora las patatas y 4 tazas de caldo vegetal. Sube el fuego a medio-vivo hasta alcanzar un hervor suave. Reduce el fuego a lento, tapa el cazo y deja hervir 30 minutos. Aparta el cazo del fuego y, con una batidora de mano, haz puré como mínimo la mitad de la sopa, en función de la consistencia que

desees. Sazona con pimienta negra al gusto. Sirve caliente
y adorna con el perejil.

Por ración (¼ de la receta): 183 calorías, 4 g de proteínas,
42 g de carbohidratos, 5 g de azúcares, 1 g de grasa (el 3 %
de las calorías), 5 g de fibra, 156 mg de sal

Receta de Christine Waltermyer

SÁNDWICHES Y PLATOS PRINCIPALES

Humus superrápido
Para 10 raciones

2 tazas de garbanzos cocidos en tarro o hechos en casa
1 diente de ajo picado finamente
¼ de taza de *tahini*
El zumo de 2 limones
¼ de taza de perejil fresco picado finamente
¼ de taza de cebolletas troceadas
½ taza de agua
¼ de cucharadita de pimienta negra o al gusto
⅛ de cucharadita de sal o al gusto

Tritura todos los ingredientes en una batidora. Añade
más agua si es necesario para obtener una consistencia
fluida.

META

Sírvelo para untar o para rellenar un bocadillo de pan de pita o de sándwich con rodajas de tomate, lechuga o brotes.

Consejo: Si quieres un humus más bajo en grasa, reduce la cantidad de *tahini* tanto como desees.

Por ración de 3 cucharadas (¹⁄₁₀ de la receta): 83 calorías, 3 g de proteínas, 9 g de carbohidratos, 4 g de grasa (el 42 % de las calorías), 3 g de fibra, 119 mg de sal

Burritos de humus
Para 2 raciones

2 tortillas bajas en grasa
3 tazas de hojas verdes para ensalada
1 taza de zanahoria rallada
1 taza de lombarda rallada

Humus:
1 tarro (425 g) de garbanzos cocidos bajos en sal
   o 1 ½ tazas de garbanzos cocidos en casa
2-3 cucharadas de zumo de limón
2 cebolletas troceadas o un diente de ajo picado
⅛ de cucharadita de sal marina (opcional)
3 cucharadas de agua

Pon todos los ingredientes del humus en una batidora y tritúralos hasta obtener una consistencia fluida. Ajusta el aderezo al gusto.

Calienta las tortillas en una sartén unos minutos por cada lado. Luego extiende una cantidad abundante de humus en cada una, añade las hojas verdes, la zanahoria y la lombarda. ¡Enrolla la tortilla y a disfrutar!

Por ración (½ de la receta): 394 calorías, 16 g de proteínas, 67 g de carbohidratos, 13 g de azúcares, 8 g de grasa (el 18 % de las calorías), 15 g de fibra, 449 mg de sal

Receta de Christine Waltermyer

Ensaladilla de «atún» hecha con garbanzos
Para 2-4 raciones

1 tarro (425 g) de garbanzos cocidos bajos en sal escurridos y lavados

¼ de taza de humus de ajo ya preparado

1 cucharadita de mostaza de Dijon

2 cucharadas de cebolla picada

2 cucharadas de salsa de pepinillos

Pimienta negra al gusto

Opcional: 1 cucharadita de copos de *dulse* o *kelp* (condimento de algas marinas finamente molidas que puedes encontrar en las tiendas de alimentos naturales)

Pon los garbanzos en un cuenco grande y machácalos parcialmente con un tenedor o un instrumento específico para machacar patatas. La idea es que quede un poco de textura. Añade el humus de ajo, la mostaza de Dijon, la cebolla picada, la salsa de pepinillos, la pimienta negra y los gránulos de *dulse* o *kelp* opcionales. Sazona el gusto.

Sirve la crema con crudités o úsala para rellenar un sándwich de pan integral tostado con rodajas de tomate y zanahoria rallada.

Por ración (½ de la receta): 269 calorías, 12 g de proteínas, 43 g de carbohidratos, 11 g de azúcares, 7 g de grasa (el 21 % de las calorías), 11 g de fibra, 326 mg de sal

Receta de Christine Waltermyer

Lasaña con ricota de tofu y anacardos
Para 8 raciones

9 láminas de lasaña

2 paquetes (340 g) de tofu sedoso (extrafirme)

¾ de taza de anacardos

2 cucharaditas de albahaca seca

2 cucharadas de zumo de limón

700 g de salsa para pasta baja en sal

Precalienta el horno a 180 °C.

Hierve las láminas de lasaña según las indicaciones del paquete. Luego pásalas por agua fría y escúrrelas. Combina el tofu, los anacardos, la albahaca y el zumo de limón en una batidora y tritura hasta obtener una consistencia fluida. Dispón las capas en un recipiente de lasaña rociado ligeramente con aceite del siguiente modo: salsa para pasta, 3 láminas y la mezcla de tofu y anacardos; a continuación, otra capa de salsa, 3 láminas y la mezcla de tofu y anacardos, y remata con más salsa, las 3 últimas láminas y el resto de la salsa. Hornea sin cubrir 20-30 minutos.

Por ración (⅛ de la receta): 267 calorías, 13 g de proteínas, 32 g de carbohidratos, 7 g de azúcares, 10 g de grasa (el 32 % de las calorías), 3 g de fibra, 59 mg de sal

Receta de Noah Kauffman

Pimientos rellenos fáciles
Para 4 raciones

1 taza de arroz integral seco
1 cebolla amarilla troceada
2 dientes de ajo picados finamente
2 cucharadas de chile en polvo
2 cucharaditas de comino molido
1 tarro (425 g) de alubias negras bajas en sal lavadas
     y escurridas
Pimienta negra al gusto
1 ¾ tazas de salsa mexicana casera o 1 tarro (450 g)
     si ya está preparada
4 pimientos morrones de cualquier color

Precalienta el horno a 180 °C. Cuece el arroz según las indicaciones del paquete.

Calienta un cazo grande a fuego medio y rehoga la cebolla removiendo con frecuencia. Puede que necesites añadir de vez en cuando agua o caldo vegetal bajo en sal para impedir que la cebolla se pegue o se queme. Rehoga unos 5 minutos. Añade el ajo y rehoga 1 minuto más. Incorpora el chile en polvo y el comino y remueve unos 30 segundos. Añade las alubias negras, la pimienta negra y la mitad de la salsa. Una vez que la mezcla comience a hervir, reduce el fuego y déjalo cocinando lentamente 5-10 minutos.

Corta los extremos de los pimientos y retira la membrana blanca y las semillas. Si hace falta, corta una tira estrecha de la parte inferior de los pimientos, de modo que puedan sostenerse en posición vertical en una fuente rectangular de horno.

Cubre el fondo de la fuente con el resto de la salsa y dispón encima los pimientos. Cuando el arroz esté cocido, incorpóralo a la mezcla de judías y salsa y remueve para que se combine todo bien. Usa una cuchara para rellenar los pimientos con esta mezcla. Cúbrelos con papel de aluminio y hornéalos 45-50 minutos.

Por ración (1 pimiento): 367 calorías, 13 g de proteínas, 75 g de carbohidratos, 8 g de azúcares, 3 g de grasa (el 7 % de las calorías), 14 g de fibra, 474 mg de sal

Receta de Karen Smith

Pasta con alubias y hortalizas
Para 4 raciones

Este plato de pasta está repleto de hortalizas y legumbres, por lo que sacia más que la tradicional pasta italiana a la marinera y está igual de deliciosa.

226 g de pasta integral seca
2 tazas de champiñones comunes o Portobello cortados
    en láminas finas
170-250 g de col rizada fresca prelavada y troceada
    (o bien espinacas, berza, col rizada congelada, etc.;
    véase la nota)
2 calabacines o calabazas de verano cortados en láminas
    finas o pasados por el espiralizador
2 tazas de salsa para pasta preparada
1 tarro (425 g) de alubias blancas, sin sal añadida o bajas
    en sal, lavadas y escurridas
¼ de taza de levadura nutricional

Aderezos opcionales:
1 tarro (400 g) de corazones de alcachofa o de palmitos
    envasados en agua
4 dientes de ajo picados finamente
½ cucharadita de pimienta de cayena
¼ de taza de albahaca fresca troceada para adornar

Cuece la pasta al dente según las instrucciones del paquete.

Rehoga los champiñones en una sartén a fuego medio. Añade 1 cucharada de agua para que no se te peguen. Después de 3 minutos, añade la col rizada y los aderezos opcionales. Rehoga 2 minutos y luego añade el calabacín. Espera 3 minutos más, retira del fuego y reserva.

Cuando la pasta esté cocida y escurrida, vuelve a ponerla en el cazo e incorpora la salsa, las alubias y la levadura nutricional. Calienta a fuego lento 12 minutos. Añade con cuidado las hortalizas rehogadas. Sirve caliente y espolvorea por encima si lo deseas un poco más de levadura nutricional o la albahaca picada.

Nota: Si usas otro tipo de verduras, tendrás que ajustar el tiempo de cocción. La berza necesita 5-10 minutos; la espinaca o la col rizada congelada, solo 1 minuto.

Por ración (¼ de la receta): 452 calorías, 26 g de proteínas, 87 g de carbohidratos, 13 g de azúcares, 4 g de grasa (el 8 % de las calorías), 18 g de fibra, 393 mg de sal

Receta de Maggie Neola

Espaguetis Alfredo
Para 2 raciones

1 cebolla troceada
3 dientes de ajo picados finamente
1 cucharada de caldo vegetal bajo en sal

¾ de taza de leche de almendras o de anacardos

Una pizca de sal

1 taza de coliflor troceada

1 cucharada de levadura nutricional

½ cucharada de zumo de limón

110 g de espaguetis de trigo integral secos o 3-4 tazas
de espaguetis finos de calabaza*

Saltea la cebolla y el ajo con el caldo vegetal hasta que se doren, 3-4 minutos. Incorpora la leche de almendras. Cuando hierva, añade la sal y la coliflor, que tardará unos 7 minutos en ablandarse. Pasa esta mezcla a un vaso de batidora e incorpora la levadura y el zumo de limón. Tritura hasta obtener una consistencia fluida.

Cuece la pasta al dente siguiendo las instrucciones del paquete.

Escúrrela e incorpórala a la salsa. Remueve y sirve.

Por ración con espaguetis de trigo integral (½ de la receta): 315 calorías, 14 g de proteínas, 62 g de carbohidratos, 7 g de azúcares, 4 g de grasa (el 11 % de las calorías), 9 g de fibra, 226 mg de sal

Receta de Hana Kahleova

---

* Preparación de los espaguetis finos de calabaza: precalienta el horno a 180 °C. Corta con cuidado una calabaza de verano grande longitudinalmente y quítale las semillas con una cuchara grande. Coloca las mitades mirando hacia arriba en una fuente de horno. Espolvorea con pimienta negra al gusto. Hornea aproximadamente una hora o hasta que las hebras interiores se puedan sacar fácilmente. Extrae con el tenedor estos «espaguetis de calabaza» y sirve con la salsa Alfredo que has preparado.

Salteado de hortalizas variadas
Para 4 raciones

Salsa china espesa:
½ taza de caldo vegetal bajo en sal
½ taza de zumo de manzana
2 cucharadas de salsa de soja baja en sal
4 dientes de ajo picados
2 cucharaditas de jengibre fresco pelado y picado
1 cucharada de sirope de arce
2 cucharaditas de vinagre de manzana
Pimienta negra al gusto

Mezclar aparte:
1 cucharada de almidón de maíz
2 cucharadas de agua

Salteado:
¼ de taza de caldo vegetal bajo en sal
1 cebolla troceada
2 tazas de champiñones comunes laminados
1 pimiento morrón rojo cortado en tiras
Una pizca de sal marina
3 zanahorias cortadas en diagonal
1 taza de habas verdes cortadas por la mitad en diagonal
2 tazas de brécol
1 taza de tirabeques con los extremos cortados

Pon todos los ingredientes de la salsa china, excepto el almidón de maíz y el agua, en un cazo pequeño. Por separado, mezcla el almidón con el agua hasta obtener una consistencia fluida. Incorpora esta mezcla al cazo y calienta a fuego medio mientras remueves. La salsa estará lista cuando se espese y alcance la consistencia deseada. Si se espesa demasiado puedes diluirla con un poco más de caldo vegetal. Si está poco espesa, puedes añadir más almidón de maíz diluido. Sazona al gusto.

Para hacer el salteado, calienta una sartén o un wok a fuego medio-vivo. Añade dos o tres cucharadas de caldo vegetal y caliéntalas un poco. Incorpora la cebolla, los champiñones, el pimiento morrón y la sal. Remueve unos minutos antes de añadir las zanahorias y las habas verdes. Tapa el cazo y rehoga unos minutos más. Añade un poco más de caldo vegetal si las hortalizas empiezan a pegarse. Incorpora el brécol y los tirabeques. Rehoga hasta que las hortalizas adquieran un color vivo y una consistencia crujiente y tierna a la vez.

Añade la cantidad de salsa que desees y sirve sobre un arroz integral preparado según las indicaciones de la receta de la página 173.

Por ración (¼ de la receta): 115 calorías, 4 g de proteínas, 25 g de carbohidratos, 13 g de azúcares, 1 g de grasa (el 5 % de las calorías), 5 g de fibra, 429 mg de sal

Receta de Christine Waltermyer

CEREALES Y HORTALIZAS

Arroz integral perfecto
Para 3 tazas

El arroz integral es fabuloso. Algunas de las personas más sanas, delgadas y longevas del planeta viven en zonas rurales de Asia y su alimento básico es el arroz. En esta receta se tuesta brevemente y luego se cuece igual que la pasta, sin dejar que absorba demasiada agua. Seguro que no has probado un arroz tan rico en tu vida.

1 taza de arroz de grano corto
3 tazas de agua

Pon el arroz en un cazo, remójalo con agua y escúrrelo. Luego pon el cazo a fuego vivo y remueve el arroz hasta que se seque (unos 2 minutos). Añade el agua. Una vez alcanzado el punto de ebullición, debe hervir a fuego lento hasta que esté cocido por completo, pero sin que deje de estar crujiente (unos 40 minutos). Escurre el agua sobrante. Debes apartar el arroz del fuego antes de que absorba toda el agua. Adereza con salsa de soja y semillas de sésamo y acompaña con hortalizas, legumbres o lentejas si lo deseas.

Por ración de ½ taza: 115 calorías, 2,7 g de proteínas, 24 g de carbohidratos, 0,4 g de azúcares, 1 g de grasa (el 7 % de las calorías), 3 g de fibra, 5 mg de sal

Polenta
Para 4-6 raciones

La polenta es un plato básico de la cocina italiana que resulta tan saludable como sencillo de preparar. La cantante Naif Hérin, que creció en los Alpes italianos, nos ha contado cómo la hacen en su familia.

5 tazas de agua
1 taza de harina de maíz gruesa
½ cucharadita de sal

Combina todos los ingredientes en un cazo. Llévalo al punto de ebullición sin dejar de batir. Reduce para que hierva a fuego lento 60 minutos, removiendo de vez en cuando con un batidor manual.

Sugerencias para servir: Acompaña con champiñones, tomates u otros ingredientes. El ragú de champiñones (siguiente receta) está especialmente delicioso con polenta.

Por ración (¼ de la receta): 145 calorías, 3 g de proteínas, 31 g de carbohidratos, 1 g de azúcares, 1 g de grasa (el 4 % de las calorías), 2 g de fibra, 306 mg de sal

Receta de Naïf Hérin

Ragú de champiñones
Para 4-6 raciones

Es un acompañamiento delicioso para la polenta.

1 taza de caldo vegetal bajo en sal
1 cebolla troceada
4 dientes de ajo picados finamente
1 taza de zanahorias troceadas
900 g de champiñones frescos surtidos laminados
    (comunes, *shiitake, cremini*, etc.)
2 cucharaditas de hojas de tomillo fresco o 1 cucharadita
    de tomillo seco
½ taza de tomate triturado
2 cucharadas de salsa de soja baja en sal
Pimienta negra al gusto
¼ de taza de perejil fresco picado para adornar

Calienta a fuego medio ¼ de taza del caldo vegetal en un cazo grande para saltear. Añade la cebolla y deja que se haga 5 minutos, removiendo de vez en cuando. Agrega el ajo, las zanahorias, los champiñones y el tomillo. Tapa el cazo y deja que se haga 8 minutos más, removiendo de vez en cuando. Incorpora los restantes ¾ de taza de caldo vegetal, el tomate triturado y la salsa de soja. Remueve, sube el fuego a medio y llévalo al punto de ebullición. Reduce el fuego y déjalo hervir lentamente tapado 30 minutos. Sazona con pimienta negra y sirve caliente. Adorna con perejil.

Por ración (¼ de la receta): 89 calorías, 6 g de proteínas, 18 g de carbohidratos, 8 g de azúcares, 1 g de grasa (el 9 % de las calorías), 5 g de fibra, 405 mg de sal

Receta de Christine Waltermyer

Batatas asadas con alubias
Para 4 raciones

¡Comida rápida de la buena!

4 batatas de tamaño mediano
2 tazas de alubias negras cocidas o 1 tarro (425 g) de
    alubias negras
1 taza de salsa mexicana
½ taza de cilantro fresco troceado
¼ de taza de aguacate machacado o semillas de calabaza
    tostadas en seco (opcional)

Lava las batatas. Pincha cada una 45 veces con un tenedor y ásalas en el horno o en el microondas.

Horno: Precalienta a 200 °C. Pon las batatas en una bandeja de hornear forrada con papel de aluminio o papel encerado. Hornéalas 45-75 minutos o hasta que estén tiernas.

Microondas: Pon las batatas en una fuente para microondas con ½ taza de agua. Cúbrelas ligeramente con una tapa o film transparente. Hornéalas 10 minutos.

Dales la vuelta con cuidado y hornéalas otros 10-12 minutos o hasta que estén tiernas.

Una vez horneadas, parte las batatas por la mitad y echa por encima las alubias negras, la salsa, el cilantro y, si lo deseas, el aguacate machacado o las semillas de calabaza.

Nota: También puedes usar de guarnición maíz (fresco o descongelado), tomates troceados o cebolletas laminadas.

Por batata: 235 calorías, 11 g de proteínas, 48 g de carbohidratos, 11 g de azúcares, 1 g de grasa (el 3 % de las calorías), 13 g de fibra, 503 mg de sal

Receta de Lee Crosby

Coliflor empanada al horno
Para 4 raciones

1 cabeza de coliflor separada en cabezuelas
1 taza de leche de almendras
½ taza de harina de trigo integral
Una pizca de sal
3 dientes de ajo picados finamente

Precalienta el horno a 180 °C. Forra una fuente de hornear con papel encerado.

Cuece la coliflor en agua hirviendo 5-10 minutos. En

un cuenco pequeño, mezcla la leche de almendras con la harina, la sal y el ajo. Remoja la coliflor cocida en la mezcla y disponla en la fuente de hornear. Hornea 30-40 minutos, hasta que se dore.

Por ración (¼ de la receta): 100 calorías, 5 g de proteínas, 19 g de carbohidratos, 5 g de azúcares, 2 g de grasa (el 14 % de las calorías), 5 g de fibra, 133 mg de sal

Receta de Hana Kahleova

Salteado de brotes de col china con ajo
Para 4 raciones

¼ de taza de caldo vegetal
450 g de brotes de col china lavada y cortada por la mitad
   en sentido longitudinal
3 dientes de ajo picados
1 cucharada de salsa de soja baja en sal
Copos de cayena machacados (opcional)
2 cucharaditas de zumo de limón recién exprimido o de
   vinagre de arroz

Calienta a fuego vivo el caldo vegetal en una sartén grande. Añade la col, el ajo y la salsa de soja. Tapa la sartén y rehoga 2 minutos. Levanta la tapa y dale la vuelta a la col para que se haga por el otro lado. Si vas a usar los copos de cayena, incorpóralos ahora. Si el caldo vegetal se ha evaporado, puedes añadir un chorrito más. Deja que se haga otros 2 minutos o hasta que la col alcance el punto que deseas. La col china está deliciosa cuando las hojas están blandas y los tallos algo crujientes.

Rocía el zumo de limón o el vinagre de arroz justo antes de servir.

Por ración (¼ de la receta): 19 calorías, 2 g de proteínas, 3 g de carbohidratos, 1 g de azúcares, 0,2 g de grasa (el 9 % de las calorías), 1 g de fibra, 218 mg de sal

Receta de Christine Waltermyer

POSTRES

Manhattan tricolor
Para 2 raciones

Los colores azul, naranja y blanco de la bandera de Nueva York cobran vida en este plato sencillo con el que podrás rematar una comida de forma saludable. La versión del Bronx de la bandera contiene un lema que puede resultar útil a cualquiera que se sienta tentado por los postres poco sanos: *Ne cede malis* («No cedas ante el mal»).

170 g de arándanos frescos
1 mango o papaya troceado

1 plátano en rodajas

1 cucharada de almendras enteras

Combina todos los ingredientes y sirve inmediatamente.

Consejo: Si cortar un mango en rodajas te parece una tarea difícil, encontrarás en internet rebanadores de mango con los que podrás pelarlo y eliminar la semilla en cuestión de segundos.

Por ración (½ de la receta): 228 calorías, 4 g de proteínas, 52 g de carbohidratos, 39 g de azúcares, 3 g de grasa (el 12 % de las calorías), 7 g de fibra, 3 mg de sal

Brownie de frambuesa
Para 16 *brownies*

2 tarros (425 g) de alubias negras lavadas y escurridas

1 taza de dátiles deshuesados

1 taza de mermelada de frambuesa sin azúcar añadido

2 cucharaditas de extracto puro de vainilla

¼ de taza, más 2 cucharadas, de harina integral de trigo

    especial para hojaldre

1 taza de cacao en polvo sin azúcar añadido

¼ de cucharadita de sal marina

½ taza de pepitas de chocolate o ½ taza de mermelada de

   · frambuesa sin azúcar añadido para adornar (opcional)

Precalienta el horno a 180° C. Forra una fuente de hornear de 20 × 20 cm con papel encerado.

Combina las alubias negras, los dátiles, la mermelada y la vainilla en un procesador de alimentos. Bátelos hasta obtener una consistencia fluida. Añade la harina, el cacao en polvo y la sal, y vuelve a triturar. Vierte la mezcla en la bandeja de horno preparada y alisa la superficie con las manos húmedas. Si lo deseas, puedes espolvorear por encima de manera uniforme las pepitas de chocolate o extender la mermelada de frambuesa.

Hornea 30 minutos. Retira del horno y deja enfriar por completo. Tira del papel encerado para extraer el *brownie* de la fuente y córtalo en 16 cuadraditos. Consérvalos en el frigorífico un máximo de 1 semana, guardados en un recipiente con tapa.

Por ración (¹⁄₁₆ de la receta): 136 calorías, 5 g de proteínas, 30 g de carbohidratos, 14 g de azúcares, 1 g de grasa en total (el 7 % de las calorías), 7 g de fibra, 110 mg de sal

Receta de Christine Waltermyer

Sorbete de frutos del bosque
Para 2 tazas

½ taza de leche de almendras
1 taza de frutos del bosque congelados
1 taza de plátano en rodajas congelado
¼ de taza de sirope de arce (opcional)

Pon la leche de almendras en un procesador de alimentos o una batidora potente. Añade los frutos del bosque, el plátano y el sirope de arce si lo vas a usar. Tritura hasta obtener una consistencia fluida.

Pon la mezcla en un recipiente de plástico y mételo en el congelador 30 minutos o hasta que adquiera la consistencia deseada. Sirve el sorbete con una cuchara para helado.

Si te sobra, ten en cuenta que se endurecerá bastante, así que retíralo del congelador 15 minutos antes de servirlo para que se ablande.

Por ración de ½ taza (¼ de la receta): 60 calorías, 1 g de proteínas, 15 g de carbohidratos, 8 g de azúcares, 0,5 g de grasa, (el 7 % de las calorías), 2 g de fibra, 20 mg de sal

Receta de Christine Waltermyer

Pudin con especias orientales
Para 2 raciones

¾ de taza de mijo lavado

2 tazas de leche de almendras

3 cucharadas de sirope de arce o de agave

2 cucharadas de grosellas deshidratadas o uvas pasas

1 cucharadita de extracto puro de vainilla

1 cucharadita de canela molida

½ cucharadita de jengibre molido

¼ de cucharadita de cardamomo molido

¼ de cucharadita de pimienta de Jamaica

Una pizca de clavo molido

Combina el mijo y la leche de almendras en un cazo de tamaño mediano. Llévalo al punto de ebullición sin cubrir, a fuego vivo o medio. Reduce para que hierva a fuego lento tapado 25 minutos o hasta que el mijo esté blando y cremoso. Remueve de vez en cuando.

Añade el sirope de arce, las grosellas, la vainilla y las especias, y déjalo 5 minutos más al fuego. Sírvelo caliente o refrigerado. Si el pudin se endurece demasiado al refrigerarlo, añade más leche de almendras para obtener la consistencia deseada.

Por ración (½ de la receta): 297 calorías, 5 g de proteínas, 61 g de carbohidratos, 32 g de azúcares, 4 g de grasa (el 11 % de las calorías), 5 g de fibra, 160 mg de sal

Receta de Christine Waltermyer

Gelatina de manzana con especias
Para 2 tazas aproximadamente

1 ½ tazas de zumo de manzana sin azúcar añadido
2 cucharadas de sirope de arce
1 pizca de sal marina
1 taza de manzana troceada (con o sin piel)
1 cucharada y 1 cucharadita de copos de agar-agar
    o 1 cucharadita de agar-agar molido (véase la nota)
½ cucharadita de almidón de maíz
½ cucharadita de canela molida

Pon 1 ¼ tazas de zumo de manzana en un cazo de tamaño mediano con el sirope de arce, la sal y la manzana troceada. Añade los copos de agar-agar. Remueve con un batidor para mezclarlo bien. Llévalo al punto de ebullición sin tapar, a fuego vivo, batiendo de vez en cuando. Reduce para que cueza a fuego lento o medio durante 10 minutos o hasta que se disuelvan los copos de agar-agar.

Pon el restante ¼ de taza de zumo de manzana en un cuenco pequeño y añade el almidón de maíz. Mezcla bien y luego incorpóralo a la mezcla de jarabe de arce y zumo de manzana del cazo. Añade la canela y remueve con un batidor para que se mezcle todo bien.

Retira del fuego, vierte en cuencos y deja enfriar a temperatura ambiente. Luego mete los cuencos en el frigorífico una hora o hasta que la gelatina adquiera firmeza. Sírvelo frío.

Nota: Encontrarás copos de agar-agar en la mayoría de las tiendas de alimentos naturales o en internet. Puedes experimentar usando más o menos en función de lo firme que quieras la gelatina.

Por ración de ½ taza: 87 calorías, 0,3 g de proteínas, 22 g de carbohidratos, 18 g de azúcares, 0,2 g de grasa (el 2 % de las calorías), 1 g de fibra, 81 mg de sal

Receta de Christine Waltermyer

Pan de plátano
Para 1 hogaza

1 ½ tazas de plátano machacado
    (aproximadamente 4 plátanos grandes)
1 taza de azúcar
¼ de taza de leche no láctea
1 cucharadita de extracto de vainilla
1 cucharadita de zumo de limón o de vinagre de manzana
1 taza de harina de trigo sin blanquear
1 taza de harina de trigo integral o de espelta
1 cucharadita de bicarbonato
½ cucharadita de levadura en polvo
½ cucharadita de sal marina
1 cucharadita de canela
⅛ de cucharadita de nuez moscada

Precalienta el horno a 180 °C. En un cuenco grande, mezcla el plátano machacado, el azúcar, la leche no láctea, la vainilla y el zumo de limón. En un cuenco aparte, combina las harinas, el bicarbonato, la levadura en polvo, la sal marina, la canela y la nuez moscada. Incorpora los ingredientes húmedos a los secos y mézclalos moderadamente. Engrasa ligeramente con un aerosol antiadherente un molde para pan de 23 × 13 × 8 cm y vierte la mezcla.

Hornea durante 1 hora (en función del horno empleado, podría tardar 10 minutos más en subir la masa).

Retira del horno y deja enfriar 10 minutos. Luego dale la vuelta al molde con cuidado y extrae el pan. Déjalo enfriar por completo antes de cortarlo en rebanadas.

Por ración (¹/₁₂ de la receta): 166 calorías, 3 g de proteínas, 39 g de carbohidratos, 20 g de azúcares, 1 g de grasa (el 3 % de las calorías), 2 g de fibra, 226 mg de sal

Receta de Christine Waltermyer

Galletas de avena y pasas
Para 18 galletas

½ taza de harina de trigo sin blanquear
½ taza de harina integral de trigo o de espelta
1 taza de copos de avena de cocción rápida
½ cucharadita de bicarbonato
½ cucharadita de canela

Una pizca de nuez moscada

¼ de cucharadita de sal marina

¾ de taza de plátano machacado

(aproximadamente 2 plátanos)

⅓ de taza de sirope de arce

1 cucharadita de extracto de vainilla

⅓ de taza de uvas pasas

Precalienta el horno a 180 °C. En un cuenco grande, bate las harinas, los copos de avena, el bicarbonato, la canela, la nuez moscada y la sal marina. En un cuenco pequeño, combina los plátanos, el sirope de arce y la vainilla. Incorpora los ingredientes húmedos a los secos. Mezcla bien, pero no excesivamente. Añade las pasas. Dispón cucharadas de la mezcla del tamaño de una galleta en una fuente de hornear forrada con papel encerado. Con las manos húmedas, presiona la mezcla para aplanarla y darle forma de galleta. Hornea 12 minutos.

Por galleta (⅟₁₈ de la receta): 74 calorías, 2 g de proteínas, 16 g de carbohidratos, 6 g de azúcares, 0,5 g de grasa (el 5 % de las calorías), 1 g de fibra, 48 mg de sal

Receta de Christine Waltermyer

Notas

1. Barnard, N. D.; Levin, S. M.; Yokoyama, Y., «A systematic review and meta-analysis of changes in body weight in clinical trials of vegetarian diets», *Journal of the Academy of Nutrition and Dietetics*, 2015, vol. 115, pp. 954-969.

2. Barnard, N. D.; Scialli, A. R.; Turner-McGrievy, G.; Lanou, A. J.; Glass, J., «The effects of a low-fat, plant-based dietary intervention on body weight, metabolism, and insulin sensitivity, *The American Journal of Medicine*, 2005, vol. 118, pp. 991-997.

3. Jenkins, D. J.; Kendall, C. W.; Marchie, A., *et al.*, «Direct comparison of a dietary portfolio of cholesterol-lowering foods with a statin in hypercholesterolemic participants», *The American Journal of Clinical Nutrition*, 2005, vol. 81, pp. 380-387.

4. Barnard, N. D.; Cohen, J.; Jenkins, D. J., *et al.*, «A low-fat vegan diet and a conventional diabetes diet in the treatment of type 2 diabetes: a randomized, controlled, 74-week clinical trial», *The American Journal of Clinical Nutrition*, 2009, vol. 89 (supl.), pp. 1588S-1596S.

5. Yokoyama, Y.; Nishimura, K.; Barnard, N. D., *et al.*, «Vegetarian diets and blood pressure: a meta-analysis», *JAMA Internal Medicine*, 2014, vol. 174, pp. 577-587.

6. Lu, W.; Chen, H.; Niu, Y.; Wu, H.; Xia, D.; Wu, Y., «Dairy products intake and cancer mortality risk: a meta-analysis of

11 population-based cohort studies», *Nutrition Journal*, 2016, vol. 15, pp. 91-102.

7. Chlebowski, R. T.; Blackburn, G. L.; Thomson, C. A., *et al.*, «Dietary fat reduction and breast cancer outcome: interim efficacy results from the Women's Intervention Nutrition Study», *Journal of the National Cancer Institute,* 2006, vol. 98, pp. 1767-1776.

8. Pierce, J. P.; Stefanick, M. L.; Flatt S. W., *et al.*, «Greater survival after breast cancer in physically active women with high vegetable-fruit intake regardless of obesity», *Journal of Clinical Oncology*, 2007, vol. 25, pp. 2345-2351.

9. Ornish, D.; Weidner, G.; Fair, W. R., *et al.*, «Intensive lifestyle changes may affect the progression of prostate cancer», *The Journal of Urology,* 2005, vol. 174, pp. 1065-1070.

10. Wu, A. H.; Yu, M. C.; Tseng, C. C.; Pike, M. C., «Epidemiology of soy exposures and breast cancer risk», *British Journal of Cancer*, 2008, vol. 98, pp. 9-14.

11. Chen, M.; Rao, Y.; Zheng, Y., *et al.*, «Association between soy isoflavone intake and breast cancer risk for pre- and postmenopausal women: a meta-analysis of epidemiological studies», *PLOS ONE*, 2014, vol. 9(2), e89288.

12. Nechuta, S. J.; Caan, B. J.; Chen, W. Y., *et al.*, «Soy food intake after diagnosis of breast cancer and survival: an in-depth analysis of combined evidence from cohort studies of US and Chinese women», *The American Journal of Clinical Nutrition*, 2012, vol. 96, pp. 123-132.

13. Morris, M. C.; Evans, D. A.; Bienias, J. L., *et al.*, «Dietary fats and the risk of incident Alzheimer disease», *Archives of Neurology*, 2003, vol. 60, pp. 194-200.

14. Erickson, K. I.; Voss, M. W.; Prakash, R. S., *et al.*, «Exercise training increases size of hippocampus and improves me-

mory», *Proceedings of the National Academy of Science of the United States of America*, 2011, vol. 108, pp. 3017-3022.

15. Turner-McGrievy, G. M.; Barnard, N. D.; Cohen, J.; Jenkins, D. J.; Gloede, L.; Green, A. A., «Changes in nutrient intake and dietary quality among participants with type 2 diabetes following a low-fat vegan diet or a conventional diabetes diet for 22 weeks», *Journal of the American Dietetic Association*, 2008, vol. 108, pp. 1636-1645.

16. Melina, V.; Craig, W.; Levin, S., «Position of the Academy of Nutrition and Dietetics: vegetarian diets». *J Acad Nutr Diet*, 2016; 116:1970-1980.

17. Carter, J.P.; Furman, T.; Hutcheson, HR., «Preeclampsia and reproductive performance in a community of vegans», *South Med J*, 1987; 80:692-697.

18. Wolfram, T., «Healthy Weight during Pregnancy», Eat Right, Academy of Nutrition and Dietetics, <http://www.eatright.org/health/pregnancy/prenatal-wellness/healthy-weight-during-pregnancy>, a 22 de noviembre de 2017.

19. McCloskey, K.; Ponsonby, A. L.; Collier, F., *et al.*, «The association between higher maternal pre-pregnancy body mass index and increased birth weight, adiposity and inflammation in the newborn», *Pediatr Obes*, 9 de octubre de 2016, <https://doi: 10.1111/ijpo.12187> [ePub previo a impresión]

20. Clyne, P. S.; Kulczycki, A. Jr., «Human breast milk contains bovine IgG: relationship to infant colic?», *Pediatrics*, 1991; 87:439-444.

21. Te Morenga, L.; Montez, J. M., «Health effects of saturated and trans-fatty acid intake in children and adolescents: systematic review and meta-analysis», *PLoS One*, 2017; 12:e0186672.

22. Christakis, N. A.; Fowler, J. H., «The spread of obesity in a large social network over 32 years», *N Engl J Med*, 2007; 357:370-379.

Índice alfabético